刘静波　著

脉诊实践录

人民卫生出版社

图书在版编目（CIP）数据

脉诊实践录 / 刘静波著 . —北京：人民卫生出版社，2020

ISBN 978-7-117-29572-7

Ⅰ. ①脉… Ⅱ. ①刘… Ⅲ. ①脉诊 Ⅳ. ①R241.2

中国版本图书馆 CIP 数据核字（2020）第 075343 号

| 人卫智网 | www.ipmph.com | 医学教育、学术、考试、健康，购书智慧智能综合服务平台 |
| 人卫官网 | www.pmph.com | 人卫官方资讯发布平台 |

脉诊实践录

著　　者：刘静波
出版发行：人民卫生出版社（中继线 010-59780011）
地　　址：北京市朝阳区潘家园南里 19 号
邮　　编：100021
E - mail：pmph @ pmph.com
购书热线：010-59787592　010-59787584　010-65264830
印　　刷：三河市博文印刷有限公司
经　　销：新华书店
开　　本：710×1000　1/16　印张：15　插页：2
字　　数：209 千字
版　　次：2020 年 6 月第 1 版　2021 年 2 月第 1 版第 2 次印刷
标准书号：ISBN 978-7-117-29572-7
定　　价：48.00 元
打击盗版举报电话：010-59787491　E-mail：WQ @ pmph.com
质量问题联系电话：010-59787234　E-mail：zhiliang @ pmph.com

作者简介

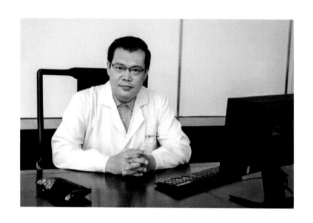

刘静波,男,1964年3月生,汉族,河北唐山人,主任中医师。

专注于中医脉诊研究近30年,积累了丰富的中医脉诊诊疗经验,经过反复验证,形成了与传统中医脉诊不同的诊脉方法和中医脉诊诊疗体系,丰富、发展了传统的寸关尺诊脉法;系统研究了不同脉位的脉象特征与相应中药之间的关系,将脉诊与中药功效紧密结合,很好地提升了中医诊治疗效。

自参加工作以来,在三甲医院从事中西医结合肿瘤内科、中医内科临床工作,有丰富的中西医临床经验。曾担任华北煤炭医学院中医系临床课教学工作。

1996年4月开始从事中西医结合肿瘤治疗工作,重点在中医治疗肿瘤方面的研究,由开始应用各临床医家的学术经验,到在脉诊指导下以调整体内阴阳平衡为治疗目的的转变,使临床疗效、患者的生活质量显著提高。对肿瘤放化疗毒副反应的中医治疗,稳定期中医的调治,中晚期肿瘤患者的治疗有丰富的经验和满意的治疗效果。

　　由于有丰富的中医脉诊诊疗经验,接诊患者包括内科、妇科、男科、生殖科、儿科、皮肤科等各科常见病、多发病及疑难杂症,在脉诊指导下治疗,达到了调整体内阴阳平衡、扶正祛邪、症状消失、身体康复、脉象恢复正常的目的,效果显著。擅长针对个体化的养生指导。

刘氏中医脉诊诊疗体系简介

刘氏中医脉诊的研究成果主要包括两大类——脉法创新和用药创新。

1. 脉法创新

（1）脉位创新：首创寸上脉与头颈、耳、鼻、咽喉，尺下脉与双下肢，及各脉位与人体各部的对应关系，打破了传统的寸关尺诊脉法，完善了脉位与人体从头至足的对应关系。

（2）运指布指创新：首创单指脉位运指法，与传统浮、中、沉取不同，提出了连续不断的运指法和紧密相连的布指法，更能反映人体本质特点。

（3）提出根脉：根者，根本也，诸脉之根，脉之本源。依据自己近30年脉诊的经验体会，将传统28种脉象，提炼出反映疾病本质的11种根本脉象，尤其对痰、湿、饮的脉象做了明确的界定。掌握了这11种根本脉象，就可以举一反三，掌握人体疾病复杂的脉象演变规律，使之由繁到简，易于学习和理解。

（4）诊脉年龄无限制：从新出生婴儿到各年龄段，都可通过脉诊诊断。

（5）诊脉病种无限制：掌握这一脉诊诊法，可以开展不受病种限制的中医全科诊疗。

（6）诊脉时间无限制：诊脉时间无特殊要求，随时可以诊脉看诊。

2. 用药创新

（1）药效方面：反复验证了不同脉位的脉象特征与中药性味、归经、功效的对应关系，通过对不同脉位脉象特征的把握，可以更好地选方用药，提高临床疗效。

（2）剂量方面：反复验证了可以使脉象较快发生变化的适宜中

药剂量。

脉诊研究论文：

《论寸上脉及尺下脉》，发表于 2002 年《中华中医药学会学术年会——创新优秀论文集》。

《试论脉诊与人体的对应关系及指导意义》，发表于《中国中医基础医学杂志》2003 年第 9 卷第 10 期 20~22 页。

《论腕横纹脉与颈部病症的对应关系——附 108 例资料分析》，发表于《浙江中医杂志》2003 年第 10 期 443 页。

《脉诊杂谈》，发表于《中国中医基础医学杂志》2005 年第 11 卷第 8 期 609 页。

《电脑综合症的脉象特点及中医调治》，发表于《按摩与康复医学》2011 年第 12 期 191~192 页。

《论体质类型与致病因素的脉象特征》，发表于《中国中医基础医学杂志》2014 年第 8 期 1042~1043 页。

刘氏中医脉诊在脉法上有创新和突破，在指导药物运用、剂量运用上颇具特色，证之临床，获效良多。脉诊具有实用性强、可操作性强的特点，从以往带教经验来看，只要方法得当，不难理解和掌握。学会和掌握刘氏中医脉诊，可以进行不受年龄、病种限制的中医全科诊治工作，更从容地应对各科疑难病症、久治不愈病症的治疗。

有意学习刘氏中医脉诊的同道，可以添加微信（微信号：Ljb64327），共同学习探讨。

前　言

自《黄帝内经》以下，脉诊作为中医重要诊法之一，受到历代医家重视，对其进行整理、研究、阐释，著述亦多。至近代，研究脉诊者虽有所发挥，但仍不离古根基，尤其对脉象的认知、解释，各自发挥，多有偏离正道者。

脉，象也。象，就是人体生理病理变化在脉中的形象，通过把脉，摸出象的特征，来知晓人体的体质、性格、疾病等等。

摸其脉，知其象，表其义，取其象而言脉，知其所指，是实实在在的，不用意会和猜测，可以准确反映人体体质、性格、疾病等生理病理变化的本质，反映人体的真实世界，而不会被个人经验所左右。

掌握真实的脉象，就可以实现中医诊治的标准化，使中医的诊治知其然又知其所以然，避免人云亦云。

笔者专注于中医脉诊研究近30年，学习过古今多部医家脉论，虽对脉象的阐释角度不同，但对脉象的描述大同小异，学习者多难以准确把握脉象特点及所显示的病因病机，为中医诊断方法中最难掌握的，争议较多。因此，临床通过脉诊把握患者信息的较少，多敷衍之，或一知半解则妄加评判，误导后人。医者当不知者不言或慎言，医家对患者当怀仁慈之心、治病救人之德，精益求精，而不可追名逐利，害人误己。笔者虽学习过多部脉学论著，但未得其法，后读一古籍小丛书（书名忘记了），谈及脉双关弦，为肝木克脾土，对我启发颇大，始知非通常所学的脉弦、脉滑、脉细等单纯的脉象描述，开始深入研究体会，摸索各部位脉象特点及相互联系，相互影响，药后脉象变化，逐步形成了自身的脉诊诊疗体系。

历代医家对中医脉诊虽多有论述，但多作为中医的诊法之一，望闻问切，四诊合参。览医家著述，以脉诊作为直接诊疗手段的鲜见，辨证多以医家的经验推理为依据,脉诊偶尔只是补充,脉象的解释也未必真实,更多的是敷衍之。《辨证奇闻·洞垣全书·脉诀阐微》云:"脉理之不明也久矣,以致看病不真,用药寡效,是脉之精微不可不讲也。"脉象可以反映人体的真实世界,脉诊可以清楚显示导致人体发病的病因病机,看到了得病的人,亦可看到病症的家族遗传特征,避免见症治症,知其然不知其所以然,徒治无功。研究表明,对于许多病证,脉诊可以作为直接的诊断、治疗、转归的依据。笔者接诊的患者从出生 20 天到各年龄段,无分男女老幼,均以诊脉作为依据,且发现婴幼儿的脉象与成人无异。

研究发现,历代脉学并未解决痰、饮、湿脉象的准确特征,多以滑、濡、沉等言之,实非也。脉,取其象而言其义,痰、饮、湿的脉象,指下感知就是触痰、饮、湿的象,可以清楚地解释疾病的本质及其产生的根源,其脉象特征与历代医家所论有本质的不同。其他脉象亦有与古之描述不同者,亦以取象释义,阐释病因病机,做到心可意会,指下明了。

在传统寸口脉的基础上,首次提出了寸上脉与头颈、耳鼻、咽喉,尺下脉与双下肢的对应关系,完善了脉位与人体从头至足的对应关系,提出了脉诊同身寸的观点,脉象是人体生理病理变化在体表寸口脉的信息反映。

同时系统研究了中药的药性、归经,从脉象的变化中,观察到了中药对应的功效,决定了其在脉象中的脉位,即中药的作用靶点,使治疗用药更精准。通过多年的观察体会,发现了能使脉象较快发生变化的适宜用药剂量。

脉药结合,形成了完善的脉诊诊疗体系。掌握这一脉诊诊疗体系,可以开展不受年龄、病种限制的全科诊疗,使得治疗有的放矢,可以显著提高疗效和临床治愈率。

书中"论脉""论药""论医""医案选读"是脉诊临床经验的系统总结,"人为什么会得病?谈中医养生"是中医养生走基层讲座的讲稿。

医论多以诊脉经验,阐发对医学问题的正确认知,纠正传统认知的偏差。随机选择部分近年诊治的医案,是临床实践,是脉诊、中药、疗效的体现,有助于读者理解脉药的运用,更容易理解和掌握刘氏中医脉诊。

脉诊与中药的完美结合,诊治疾病,是中医标准化的途径之一。

借以此书,总结脉诊实践的经验,发扬光大中医脉诊,造福更多的人们。

希望得此书精髓者,能够给予善意的补充,使之更加完善,造福后人。感谢我的家人为本书所做的插图。

刘静波

于 2019 年 12 月 16 日

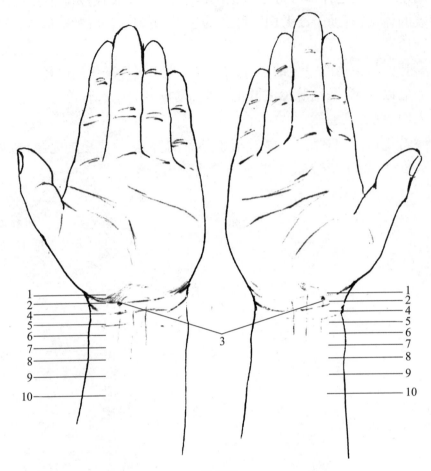

脉位图

1. 寸上一部（或称鱼际脉）
2. 寸上二部（或称腕横纹脉）
3. 内上脉（腕横纹脉的内上脉位是指桡侧腕屈肌腱与近大鱼际侧腕横纹的夹角部位，属掌浅支动脉）
4. 寸脉
5. 寸关相接脉
6. 关脉
7. 关尺相接脉
8. 尺脉
9. 尺下一部
10. 尺下二部

目 录

第一章　论脉 ……………………………………………… 1

第一节　脉位 ………………………………………………… 1
　寸上脉 ……………………………………………………… 1
　　（一）寸上一部，或称鱼际脉 ………………………… 1
　　（二）寸上二部，或称腕横纹脉 ……………………… 1
　寸脉 ………………………………………………………… 2
　寸关相接脉 ………………………………………………… 2
　关脉 ………………………………………………………… 2
　关尺相接脉 ………………………………………………… 2
　尺脉 ………………………………………………………… 2
　尺下脉 ……………………………………………………… 3
　　（一）尺下一部 ………………………………………… 3
　　（二）尺下二部 ………………………………………… 3
第二节　指法 ………………………………………………… 3
第三节　常见脉象、特殊脉象、根脉所主病因病机及
　　　　脉象描述 …………………………………………… 4
　常见脉象所主病因病机 …………………………………… 4
　特殊脉象的描述 …………………………………………… 4
　　（一）痰脉的特征 ……………………………………… 5
　　（二）湿脉的特征 ……………………………………… 5

（三）饮脉的特征 …………………………………… 5

（四）郁脉的特征 …………………………………… 5

（五）闪脉的特征 …………………………………… 5

（六）边脉的特征 …………………………………… 5

根脉……………………………………………………… 6

第四节　各脉位常见脉象及临床意义 ……………… 6

寸上一部,或称鱼际脉 ……………………………… 6

寸上二部,或称腕横纹脉 …………………………… 7

寸脉……………………………………………………… 8

寸关相接脉……………………………………………… 10

关脉……………………………………………………… 11

关尺相接脉……………………………………………… 13

尺脉……………………………………………………… 13

尺下一部 ……………………………………………… 15

尺下二部 ……………………………………………… 16

第五节　脉诊杂谈 …………………………………… 16

诊脉时间 ……………………………………………… 16

脉象所示为病因病机非病证论 …………………… 17

脉象间相互关联 ……………………………………… 18

脉象所示病易治与难治 …………………………… 18

脉象与养生 …………………………………………… 19

脉象与症状 …………………………………………… 19

脉象与舌象 …………………………………………… 19

药量、药效与体质 …………………………………… 20

婴幼儿脉象特点 ……………………………………… 20

脉诊的带教与学习 …………………………………… 20

第二章 论药 …………………………………………22

第一节 脉象特征与中药药效 ……………………22

辛温解表药 ………………………………………22

　麻黄　炙麻黄　桂枝　荆芥　防风　紫苏叶　苏梗
　紫苏子　生姜　香薷　羌活　白芷　细辛　辛夷
　苍耳子　淡豆豉

辛凉解表药 ………………………………………28

　桑叶　菊花　牛蒡子　薄荷　蝉蜕　木蝴蝶　葛根
　蔓荆子　柴胡　升麻

清热燥湿药 ………………………………………32

　黄连　黄芩　黄柏　大黄　栀子　龙胆　苦参

清热解毒药 ………………………………………35

　连翘　金银花　蒲公英　蚤休　山豆根　射干　玄参
　天花粉　土贝母　僵蚕　白花蛇舌草　半枝莲　土茯苓
　石上柏　猫爪草　板蓝根　野菊花　鱼腥草　红藤
　败酱草　白鲜皮　马鞭草

温化寒痰药 ………………………………………41

　化橘红　款冬花　桔梗　白前　旋覆花　白芥子　半夏
　制天南星　杏仁

清化热痰药 ………………………………………44

　胆南星　浮海石　海蛤壳　冬瓜子仁　煅瓦楞子　海藻
　昆布　海带　皂角刺　浙贝母　瓜蒌　川贝　天竺黄
　前胡　竹茹　儿茶

止咳平喘药 ………………………………………49

　桑白皮

清热泻火药 ………………………………………49

代赭石　芦根　白茅根　知母　淡竹叶

清热凉血药·······························51

生地　牡丹皮　赤芍

清虚热药·······························52

地骨皮

清热明目药·······························52

决明子　夏枯草

芳香化湿药·······························53

藿香　佩兰　白豆蔻　砂仁　草豆蔻　草果　石菖蒲
苍术

消食药·······························55

鸡内金　麦芽　山楂　莱菔子

行气药·······························57

枳实　枳壳　橘皮　橘叶　橘核　橘络　青皮　佛手
厚朴　木香　香附　乌药　大腹皮　檀香　荔枝核
川楝子　八月札

泻下药·······························61

玄明粉

润下药·······························62

火麻仁　郁李仁

温里散寒药·······························62

白附子　附子　肉桂　干姜　小茴香　花椒　高良姜
吴茱萸

平肝息风药·······························65

羚羊丝　地龙　钩藤　天麻　全蝎　蜈蚣

平肝潜阳药·······························67

石决明　珍珠母　白芍　龙骨　牡蛎　刺蒺藜

安神药···69

琥珀　酸枣仁　柏子仁　夜交藤　合欢皮　远志

利水退肿药···71

茯苓　猪苓　泽泻　薏苡仁

利尿通淋药···73

车前草　川木通　通草　滑石　萹蓄　瞿麦　石韦

地肤子　海金沙

利湿退黄药···76

金钱草　虎杖　茵陈

祛风湿止痹痛药··77

独活　威灵仙　蚕砂　防己　海桐皮

舒筋活络药···78

木瓜　伸筋草　海风藤　青风藤　桑枝　络石藤

丝瓜络　路路通

祛风湿强筋骨药··80

骨碎补　续断　桑寄生　狗脊

收敛止血药···82

仙鹤草　白及　血余炭

凉血止血药···83

小蓟　大蓟　凌霄花

化瘀止血药···83

蒲黄　茜草根

温经止血药···84

艾叶　炮姜

活血祛瘀药···85

川芎　丹参　牛膝　红花　桃仁　姜黄　郁金　乳香

没药　五灵脂　三棱　水蛭　土鳖虫

抗肿瘤药……………………………………………………89

 莪术 山慈菇 露蜂房 蛇莓 龙葵 藤梨根

止痛药……………………………………………………90

 延胡索 徐长卿

补气药……………………………………………………91

 人参 西洋参 党参 五味子 黄芪 白术 山药

 扁豆 大枣 甘草 炙甘草

补阳药……………………………………………………95

 补骨脂 蛇床子 淫羊藿 仙茅 山茱萸 杜仲 肉苁蓉

补血药……………………………………………………97

 当归 阿胶 鸡血藤 熟地 何首乌 枸杞 龙眼肉

补阴药……………………………………………………99

 北沙参 南沙参 麦冬 天门冬 百合 女贞子 龟甲

 鳖甲 青果

止汗药……………………………………………………102

 浮小麦 糯稻根须

止泻、摄涎唾、涩精、止带药 ……………………………102

 芡实 肉豆蔻 益智仁 金樱子 乌贼骨

第二节 药物的临床应用………………………………104

因寒致病用药例…………………………………………104

因热致病用药例…………………………………………105

因血虚致病用药例………………………………………106

因瘀血致病用药例………………………………………106

因气虚致病用药例………………………………………107

因气滞致病用药例………………………………………107

因湿致病用药例…………………………………………108

因痰致病用药例…………………………………………109

第三章 论医 ·· 110

论气血 ··· 110

论耳鸣与肾虚肝火无关 ························· 111

论头晕 ··· 111

论高血压的中医治疗思路 ····················· 111

论腰酸痛与肾虚 ·································· 112

论中西医治疗思路的不同 ····················· 112

十八反存疑 ·· 112

论伤寒与六经传变 ····························· 113

论肝主左,脾主右 ······························· 113

论汗症 ··· 114

论脉诊与方剂 ···································· 114

论痰脉的特征及痰的产生与痰致病、中药治疗及痰与

    炎症 ··· 115

论不孕症 ··· 119

论男性性功能障碍 ····························· 120

从中医角度探讨恶性肿瘤的成因和对中西医治疗肿瘤的

    思考 ··· 122

影响中医药治疗肿瘤疗效的相关因素 ········· 126

皮肤病从痰湿论治 ····························· 128

便秘多由脾虚痰浊 ····························· 128

失眠从心肝论治 ·································· 129

论腕横纹脉与颈部病症的对应关系——附108例资料

    分析 ··· 130

电脑综合征的脉象特点及中医调治 ········· 131

从脉象分析人的体质特点及致病因素 ········· 135

同一种脉象可有相同或截然相反的临床表现……………… 138

脉诊可以反映人的真实世界…………………………… 139

论四诊……………………………………………………… 140

肾司二便论………………………………………………… 141

关于戒口…………………………………………………… 141

关于发物…………………………………………………… 142

广东人养生观念的偏差…………………………………… 142

论医缘……………………………………………………… 143

第四章 医案选读 …………………………………………… 145

第一节 内科医案 ……………………………………… 145

口苦案……………………………………………………… 145

淋证案……………………………………………………… 146

帕金森综合征案…………………………………………… 147

头颤案……………………………………………………… 148

饥不欲食、便秘、小腹胀痛案…………………………… 148

口咸、口水咸案…………………………………………… 149

神疲乏力案………………………………………………… 149

口角流涎案………………………………………………… 150

血小板计数升高案………………………………………… 151

免疫性血小板减少案……………………………………… 151

失眠案……………………………………………………… 152

尿失禁案…………………………………………………… 153

胃痛案……………………………………………………… 154

头晕伴恶心案……………………………………………… 155

便秘案……………………………………………………… 155

头痛案 ································· 156

左头部汗出案 ························ 157

往来寒热案 ·························· 157

头痛、背痛案 ························ 158

寅时腹痛案 ·························· 158

口腔干燥案 ·························· 159

雷诺病案 ···························· 160

热盛似寒案 ·························· 160

寒盛似热案 ·························· 161

第二节　妇科医案 ·················· 162

月经量少、延期案 ·················· 162

漏证案一 ···························· 162

漏证案二 ···························· 163

先兆流产案一 ······················ 164

先兆流产案二 ······················ 165

不孕案 ······························ 165

阴道辛辣灼热感案 ·················· 166

排卵期出血案 ······················ 166

肥胖、月经量少案 ·················· 167

肥胖、停经案 ······················ 167

产后乳少案一 ······················ 168

产后乳少案二 ······················ 169

月经不调、白带多案 ················ 169

妊娠呕吐案一 ······················ 170

妊娠呕吐案二 ······················ 170

产后子宫出血案 ···················· 171

第三节　儿科医案 …………………………………… 172

走路不稳案 ……………………………………………… 172

双足踝肿物伴疼痛案 …………………………………… 173

哮喘案 …………………………………………………… 175

过敏性紫癜案 …………………………………………… 176

第四节　男科医案 …………………………………… 176

早泄案 …………………………………………………… 176

遗精案 …………………………………………………… 177

阳痿、早泄案 …………………………………………… 178

精子活力下降案 ………………………………………… 178

性欲冷淡案 ……………………………………………… 179

第五节　皮肤科医案 ………………………………… 179

口疮案 …………………………………………………… 179

面部痒疹案一 …………………………………………… 180

面部痒疹案二 …………………………………………… 181

湿疹案一 ………………………………………………… 181

湿疹案二 ………………………………………………… 182

湿疹案三 ………………………………………………… 182

阴囊皮炎案 ……………………………………………… 183

双颌下脓疱疮案 ………………………………………… 184

右小腿疮疖反复不愈案 ………………………………… 184

臀部疮疖案 ……………………………………………… 185

全身散在脓疱疮案 ……………………………………… 185

鼻唇沟疮疖、甲沟脓肿案 ……………………………… 186

脂溢性脱发案 …………………………………………… 186

第六节　肿瘤医案 …………………………………… 187

胃癌肺转移案 …………………………………………… 187

宫颈癌案 ……………………………………………… 188

舌癌术后案 ……………………………………………… 189

肝癌案 ……………………………………………… 190

直肠癌术后化疗后肝肺转移案 ……………………… 190

升结肠癌术后化疗后案 ………………………………… 192

直肠癌术后化疗后转移案— …………………………… 192

直肠癌术后化疗后转移案二 …………………………… 193

左乳腺癌术后化疗中案 ………………………………… 194

第七节 其他医案 ……………………………………… 195

耳鸣、便秘案 …………………………………………… 195

双足肿胀疼痛案 ………………………………………… 195

右足踝、小腿疼痛、浮肿案 …………………………… 196

左耳聋、停经、足踝浮肿案 …………………………… 197

双手食指关节肿痛案 …………………………………… 197

葡萄膜炎案 ……………………………………………… 198

结膜水肿、虹膜炎案 …………………………………… 198

右胁痛、痛经、鼻炎案 ………………………………… 199

左下肢畏寒案 …………………………………………… 200

眼睑浮肿,上眼睑、左颞部青斑案 …………………… 201

附:人为什么会得病? 谈中医养生 ………………… 202

中药索引 ………………………………………………… 214

第一章 论 脉

第一节 脉 位

在传统寸关尺脉的基础上,创新性提出了寸上脉、尺下脉的脉位与人体的对应关系,并对寸关相接脉、关尺相接脉与人体的对应关系作了阐述,确立了脉诊同身寸的观点。

寸 上 脉

寸上脉包括寸上一部和寸上二部

(一) 寸上一部,或称鱼际脉

寸上一部为在大鱼际部所诊脉象,相当于一个寸脉长度;其所诊异常脉象,为头部包括耳、鼻的症状表现。脉象所在的位置与头部症状的部位也基本是相对应的,并基本符合左脉候头左半部、右脉候头右半部,也有极少数人出现右头部症状表现在左脉者、左头部症状表现在右脉者。以大小鱼际相接处为基线,向大鱼际侧由内向外与额部中线由内向外即由额至颞至枕逐一相对应,可较准确确定病位。

(二) 寸上二部,或称腕横纹脉

寸上二部即寸脉与鱼际脉间所诊脉象,包括在腕横纹处所诊脉象及内上部位所诊脉象。内上部位(腕横纹脉的内上脉位是指桡侧腕屈肌腱与近大鱼际侧腕横纹的夹角部位,属掌浅支动脉),诊得脉象多为咽喉(扁桃体、甲状腺)部的病理变化;腕横纹部位所诊脉象多为颈项症状,有部分患者的脉象可显示对应的颈椎病变部位,且符合左脉以候左侧病变、右脉以候右侧病变的规律,少数人也出现右脉病位在左侧、左脉病位在右侧。

寸 脉

寸脉与人体的胸背部相对应。

左寸脉主左胸、主心;左寸脉外边弦,主左肩胛。

右寸脉对应右胸、肩背,主肺;右寸脉外边弦亦主右肩胛。

寸关相接脉

寸关相接脉为寸脉与关脉间所诊脉象,与人体横膈部位相对应。

左寸关间脉为肝脉及心脉通路的相接处。

右寸关间脉为上脘部,相当于食管下段胃底贲门处。

关 脉

关脉相当于上腹及两胁肋。

左关候肝胆及左胁肋。

右关候脾胃。

关脉所主对应的后背疾病少见。

关尺相接脉

关尺相接脉为关脉与尺脉间所诊脉象。

左为左胁肋下。

右为肠胃相接处,即幽门部。

尺 脉

左为少腹盆腔,主肾阴。

右为腰背、大肠、直肠,主肾阳。

左尺脉所主为少腹盆腔,与相应部位皮肤、脏器有关,如肠、膀胱、子宫、宫颈、附件、盆腔、前列腺、睾丸、附睾等脏器,并主肾阴。

右尺脉所主为腰背、大肠、直肠,浮取至中取异常脉象以腰背疾患为主,中取至沉取则多提示大肠、直肠病变,但很多种情况下腰和大肠、直肠病变同时存在,脉多兼夹。右尺脉主腰背疾患,有些患者的异常脉象,可以提示腰椎病变部位。主肾阳。

尺　下　脉

尺下脉指尺下一部和尺下二部

(一)尺下一部

尺下一部是指以尺脉为一个脉位长度,向下延伸1个脉位长度所诊脉象。为下肢膝以上大腿的对应部位,若细辨之,可较准确确定病变的部位、范围,且基本符合左脉候左下肢、右脉候右下肢的规律。

(二)尺下二部

由尺下一部再向下1个尺脉脉位长度为膝至足的范围,可准确确定膝关节、踝关节的病位。

第二节　指　法

人体是一个密不可分的有机整体,那么,脉诊亦应是连续的、不可分割的一个对应区域。由于人有高矮胖瘦、年长年幼、臂之长短之分,医者又有手指粗细之不同,故笔者认为,医者依自己中指指腹的粗细在首定关位后,合理布指,对准确确定病位,把握病因病机至关重要。若患者与医者身材相近,可以一指腹定关位;若为小儿或身材矮者,医者一个中指指腹除定关位外,可能覆盖了部分寸脉及尺脉,而食指定寸位亦可能覆盖了部分关脉,无名指定尺位也覆盖了部分关位,出现了食指、中指、无名指在寸关尺脉位上交叉重叠布指;患者身材高大者,医者当一指腹不能布满关位时,可上下移动诊之。食指定寸上、寸,无名指定尺、尺下位亦仿此,但诊者当心中明了所诊脉位与患者身体部位的对应关系。因此,布指当是紧凑连续不断的,运指从浮取到沉取的按压过程也是连续不断的,不应有浮中沉明显的分界区别。婴幼儿脉象与成年人脉象分布无区别,同样可诊脉识病。

第三节 常见脉象、特殊脉象、根脉 所主病因病机及脉象描述

常见脉象所主病因病机

弦:其脉如按琴弦,端直以长,或如指触细线。主气滞,主风寒。

紧:如按绳索,或如弦之甚者。主寒凝,主痛,主拘急,寒之重者。

滑:如皮下摸珠或指下如泉水上涌感。主热,主郁闭,火郁、气郁不得宣发。

涩:如轻刀刮竹,或如指触刀刃,或如指触针尖。主瘀血,主痛,刺痛。

弱:沉取无力,或沉取指下空荡荡。依其所在脉位,分别主气血阴阳不足。

浮:取之有余,按之不足。主表,新病。

沉:按脉至里或按脉至骨。主里,久病。

缓:脉平和柔缓,无疾之脉,为正常脉象。

其他脉象,如迟、数、结、代、促、疾、动、长、短、伏、洪、大、微、芤、革、牢、濡、散,为脉率(律)、脉位及复合脉的特点,所主病因病机与其本质脉象一致,节律变化只是所主病因病机的临床表现之一。28种脉象中的虚脉(无力)、实脉(有力),是脉象的总纲,可以体现在各种脉象中。

特殊脉象的描述

从多年积累的临床诊脉经验来看,一些特殊脉象的描述很难从

传统脉象描述中得到印证,最典型的当属痰、湿、饮、火郁、气郁,掌握这类脉象,当依从"取类比象"的方法,作出分析判断。脉者,象也,摸其脉,知其象,表其义。象,形象也。传统脉诊所谓"只可意会不可言传"多属于此。

（一）痰脉的特征

痰脉其象如痰。指下感觉如触有形之痰,黏稠凝滞。黄痰(痰热或痰火)、脓痰、白痰(寒痰)、稀痰、黏稠痰、痰多、痰少等有不同的脉象特征。可见于各部脉位,可单发亦可多部脉位并见。

（二）湿脉的特征

湿脉其象如湿。如天气氤氲弥漫,雾湿之气,黏腻缓滞,指下可感知湿轻湿重、寒湿、湿热的不同。

（三）饮脉的特征

饮脉其象如水。如手指触水感,曾在右寸脉诊得此脉象一次。

（四）郁脉的特征

多见左右关脉,为气火上冲,郁而不出,阻于寸关之间。

关脉诊之上大下小,似滑非滑。右关脉见此脉象,多为胃气上逆,逆而不出,阻于寸关之间;左关脉见之,为肝火内郁,不得疏发。

或见上小下大(或上窄下宽脉象)。右关脉提示脾清阳不升,胃浊气不降,脾胃升降失和,气机郁滞之象;左关见之,则为肝郁化火,火邪下扰之象。肝胆脾胃位于中焦,为人体气机升降的枢纽,属人体气火失调之象。

（五）闪脉的特征

有些脉象表现为时有时无,时隐时现,患者自觉症状为偶尔不适,或瞬间发作即逝,笔者称之为闪脉。多见短涩脉或见弦脉,即偶有刺痛一下,或突觉胀闷,迅即消失。

（六）边脉的特征

多见于左右寸脉,在脉道的边侧(大鱼际侧)诊得弦脉、紧脉、涩脉,与左右肩胛对应。

脉象的描述,是对脉中象的直观描述。缓、弱、弦、紧、涩、滑、浮、沉,都是直观的、实实在在的描述,在指下可以清楚地感知其象;痰、湿、饮的脉象也不例外,指下感知就是痰、湿、饮的特征,与其他脉象的表述是一致的。基于此,本书对痰、湿、饮的脉象直接描述为痰脉、湿脉、饮脉。

根　脉

根脉主要指基础脉象,不包括复合脉。笔者的脉诊经验,掌握以下 11 种根脉脉象,就可以掌握脉象的规律特点。

弦(气滞、风寒),紧(寒凝),滑(火、热),涩(瘀血),弱(气虚、血虚、阴虚、阳虚),痰脉,湿脉,饮脉,浮(在表),沉(在里),缓(多为正常脉象,但在寸上脉见之,亦可有相应的症状表现)。

因程度轻重的不同,兼夹的不同,描述为其他特点的复合脉象,反而繁杂不易掌握。掌握了根脉的特点、根脉反映的病因病机,可以举一反三,去解释不同病症的阴阳表里寒热虚实的病因病机,比较容易掌握疾病的脉象演变规律。

第四节　各脉位常见脉象及临床意义

寸上一部,或称鱼际脉

脉的长短与病痛范围有关,通常以前额部位始向上向后与脉的长短相对应,脉位长则病位长,脉位短则病变范围亦小。脉象趋浮缓则病程短,脉象趋沉硬则病程长,但所见脉象亦应与其他各部位脉象互参,进行整体辨证治疗。

常见以下脉象:

弦以沉弦、弦细、弦(紧)为主。沉弦多见于病程长、久病实证患者。弦主寒、主气滞,紧主寒凝,弦细为寒之轻者,以寒邪外束、风寒阻络、寒凝脑脉,肝郁气滞、脑脉不畅等为病因病机,多见头痛、头沉、耳鸣、鼻塞、面瘫、中耳炎等症。辨脉为肝郁气滞者,其左关脉亦弦,曾治一少量脑出血患者,其脉寸上一部弦涩、左寸弦、左关弦,辨脉为肝郁气滞,脑脉瘀滞,即疾病的发生是由心情郁闷所致,治疗以疏肝理气、活血止血法,嘱其放松心情,治疗后,脉象和缓,诸症消失。

滑以浮滑、短滑多见。滑主热,短滑只是提示病的范围,诊之如泉水上涌之感或如皮下摸珠,多为颈筋失和,风热上扰,也即西医所讲颈椎病椎动脉供血不足的脉象表现,亦有肝阳上亢、火邪上扰而致血脉郁热,以头晕、头昏、头胀痛为主症。

缓脉为热之轻者,亦可见头昏。

亦有弦(紧)、滑脉并见,为风热上扰,寒邪外袭,寒热夹杂者。

涩以弦涩、细涩为多见,总的病机为血脉瘀滞、瘀血阻络,以头部刺痛、隐痛、闷痛时作为主症。

痰脉以头沉闷、沉重为主症,可以兼夹寒、热、瘀血。

短硬,此脉诊之似有一小块状物贴于大鱼际根部,是在诊一脑胶质瘤患者时发现。此患者为 2 次 γ-刀治疗后复发,癫痫频作,服用苯妥英钠维持,辨证为痰瘀互结、痹阻脑脉,治疗 3 个月后已停用苯妥英钠,5 个月后患者所有临床症状消失,而短硬脉亦消失。复查 CT,与治疗前比较肿块明显缩小,后在北京天坛医院复诊难以确定是瘢痕还是肿瘤,目前已坚持服药治疗 2 年余,无任何不适症状。

以上为临床常见之脉象,但也存在有脉而无症状者,为病未发作或病轻无表现;亦有脉象时隐时现,则表现为症状时作时止者。

寸上二部,或称腕横纹脉

1. 内上部位为咽喉(扁桃体、甲状腺)部位　常见以下脉象,因脉位范围较小,所以描述以短形容。

短滑:热郁咽喉,表现为咽干、咽痛、咽痒、咳嗽、喑哑等。

短弦:气滞,与肝郁有关,可有咽干、咽痒、咳嗽、咽部异物感等。

短弦紧:为风寒外袭,表现为咽干、咽痛、咳嗽等。

短涩:咽部瘀血,咽部刺痛。

痰脉:咽干有痰,咽部异物感,痰黏难咳,声音嘶哑或见打鼾等。

诸脉可相互兼夹,可同时出现一侧痰火,一侧寒痰,一侧火郁,一侧寒凝,多为肝火上扰、风寒外袭同时并见,治疗亦当寒热同治。甲状腺疾病,依此脉位脉象结合左关脉特征辨治。

2. 腕横纹部位对应颈项部　在腕横纹脉中,脉象可以布满脉位,对应整个项部,亦可只表现在局部,对应局部的病变,则脉象描述为短。腕横纹脉可以出现在一侧,多与同侧颈项相对应,亦可双侧并见,患者感知双侧颈项部酸痛、疲劳。

(短)弦:颈部肌肉疲劳偏寒者,得温则舒。

(短)紧:寒凝,可以有颈部拘紧疼痛,得温则舒。

(短)涩:颈部刺痛,瘀血。

缓:颈部时感疲劳,亦可无症状。

部分患者来诊,是以头晕、头痛为主诉,腕横纹脉象异常,但患者并无颈部不适感觉,治疗当以调治颈部为本。颈部疲劳供血不足所致头晕、头昏、脑鸣等,多伴记忆力下降,且与年龄无关。

寸上脉指以上两部脉象。临床体会,以不出现为正常,见之则多为病理变化,亦与其他脏腑病变影响者互见。

寸　脉

1. 左寸脉　主左胸背、主心。

本脉主病:

脉和缓为正常。

沉弱:沉取脉弱,或脉不及本位(短脉),为心气虚,由思虑过度所致,这一脉象有显著的遗传特点,人群中见此脉者十之八九。新出生的婴儿,亦如此。症见睡眠不安稳,易醒,睡眠轻浅,似睡非睡,经常气短,长出气,可有多梦,有些人对睡眠无影响,有些人伴有心慌、心悸、期前收缩等。同是心气虚,临床表现各不相同。

心之本脉见实证者少,多由他脉影响所致。

弦弱:气虚气滞,可见胸闷、气短、太息。

滑弱:心中懊恼,烦闷,心慌,心悸,夜难入寐,多梦等。为心阴不足,虚火内生。

涩弱:胸部刺痛,气虚血瘀。

湿脉:可有多寐、困倦。

痰脉:非心自生痰,而是痰扰心,因痰可达身体各部,故单独列出。可见胸部沉闷、沉重、压抑感,可伴见思睡、多寐、困倦感。可见痰火、气滞痰阻等不同脉象。痰火者,多伴见心烦、多梦、很想睡但难入睡等。

左寸边脉见弦、弦紧、涩:为风寒外袭,血脉不畅,以左后肩背沉紧、遇寒加重,疼痛等为主要表现。临床观察,亦偶见于胸痛彻背的心病患者。

他脉影响:以左关脉影响者居多。

左关弦左寸弦:肝郁气滞,心气不舒,可见胸闷、太息,多为性格内向之人。

左关弦左寸弦涩:见胸闷痛,气滞瘀血并见,多为心情郁闷日久或短时间心情极度郁闷所致。

左关弦左寸滑或弦滑:情志不舒,火邪扰心,见胸闷、心烦、多梦、夜难入寐等。

左关滑左寸弦:肝火内郁不得宣发,心情郁闷,有火发不出,心气郁滞,见胸闷、气短、太息等。

左关滑左寸滑:肝火扰心,心火内盛,心烦,多梦,夜难入寐;少数人只有心烦、胸闷,对睡眠无影响。

心火盛的脉象,部分人对睡眠没有影响,也可无梦。

并见脉象:同时并见的脉象,左寸弱,右关弱,右寸弱,为思虑过度,心脾两虚,肺气不足,即气虚脉象的形成。

2. 右寸脉　主右胸肩背、主肺

本脉主病:

缓:正常脉象。

沉弱,脉不及本位(短脉):肺气虚,可以无症状,亦有多汗者。

滑弱:肺阴不足,可以无症状,亦可见口干、咽干者。

浮弦:风寒外袭,感寒之轻者,或觉背部疲劳,背部畏寒喜温。

浮紧:感风寒之重者,多伴见发热、恶寒、无汗,或非感冒,但觉背痛属寒凝者。

湿脉:湿邪蕴肺,可无症状。湿邪多蕴于全身,多为整体表现之一。

痰脉:肺本身不生痰,由饮食所致,可参见论痰专题。肺中痰脉指下可感知寒痰、热痰、黏稠痰、稀痰、脓痰、黄白痰的不同脉象。可见咳嗽、咳痰、咳白痰、咳黄痰、咳脓痰、痰黏难咳,或无痰咳出等。

饮脉:在肺脉如指触水感,为肺中水饮停滞。只在此脉位诊得一次。

右寸边脉见弦、弦紧、弦涩:为后肩背筋肉劳损,受寒,血脉瘀滞,症见后肩背畏寒、酸沉、疼痛不适等,亦可见颈部疲劳(斜方肌劳损)引起背酸痛。

他脉影响:

左关弦右寸滑:肝郁气滞,火邪犯肺,可见咽干、咽痒、咳嗽、口干、口苦等,但每个人表现不尽相同。

左关滑右寸滑:肝火犯肺,肺热内盛。可以说,肺热、肺火是由肝郁、肝火所致,即情志所致。本脉象也是小柴胡汤的合理应用指征。

左寸沉弦涩:以心阳不振,心血瘀阻(心主血脉),百脉不畅致肺失宣肃(肺朝百脉),出现右寸脉沉弱兼痰、滑、涩、弦等。此多见于久病者,由心及肺。

寸关相接脉

左寸关间脉为肝脉及心脉通路的相接处,多由肝郁影响及心时出现,以剑突下症状多见,脉见短滑、短涩、短弦,以肝火内郁不得疏泄,或气郁不得升发,脉络瘀滞,气滞脉络不畅多见,症状心下堵塞感,局部隐痛或偶有刺痛,局部沉闷,太息等。

右寸关间脉为上脘部,相当于食管下段胃底贲门处,为中气升降的枢纽,脉见浮滑、沉弱、缓涩,以胃气不降郁闭,清阳不升,表现为胃口痞塞、嗳气或沉坠感,但临床亦见胃镜查为幽门胃窦部病变而表现为此脉位者,中医仍按此脉位辨证而获效。

关　脉

1. 左关脉　候肝胆及左胁肋。肝主情志,亦主乳腺、主黄褐斑。肝开窍于目,亦主目。

以本脉病为主,即左关病脉影响他脉者多,他脉影响左关脉者少,此又为临诊以调肝为第一大法的根据。

缓,为正常脉象。

虚证:脉沉取弱,为肝阴血不足。肝开窍于目,见眼干涩、干痒,迎风流泪,视物疲劳等。发为血之余,肝血亏虚,可见脱发,女性可出现月经错后、量少甚至闭经等,病因为久视伤肝,如久视电脑、手机,在工厂流水线工作,看书过多,用眼过度者。女性或有月经量多者,可见功能性子宫出血患者。

实证:多与性格有关。内向性格,多见肝郁气滞,脉以弦、弦涩为多见,属肝气郁滞,气滞血瘀,血脉凝涩;症见胁肋胀满,伴或不伴胁痛,胁肋沉坠感,善太息,乳腺病变,黄褐斑,甲状腺病等。

外向性格,多见肝火易动、易怒、暴怒者,脉以滑、弦滑、弦涩滑、滑涩多见;症见口干,口苦,心烦易怒,胁肋胀痛、刺痛,乳腺病变,黄褐斑,甲状腺病等。

虚实夹杂多为复合脉。

内向性格:血虚兼肝郁气滞,肝郁血瘀,可见沉弱弦、沉弱弦涩,为肝血不足,肝郁气滞,血脉瘀滞。

外向性格:血虚夹肝火,可见脉滑弱、弦滑弱、弦涩滑弱,形成肝阴不足,肝火内扰,导致肝阴虚火旺,阴不敛阳,肝阳上亢,急躁易怒。

临床观察,当肝血亏虚或肝阴血不足时,极易出现情绪的失控,如抑郁或暴怒,或莫名其妙的情绪低落,高兴不起来。肝主情志,当肝(阴)血不足时,肝失柔养,肝气失于调控,引发多种病症,亦为当今社会的普遍现象。

痰脉:可见弦痰脉、滑痰脉、涩痰脉、弱痰脉等。痰脉多无对应的症状。

湿脉:可见湿脉、滑湿脉,为湿气、湿热脉象。湿脉可无对应症状,是处方时用药的依据。湿热脉为肝经湿热,可有胁肋胀痛、肝脓肿、胆囊炎等临床表现。

2. 右关脉　候脾胃。

本脉主病:

缓脉:正常脉象。

脉弱:为脾虚。脾虚的形成与遗传有关,属思虑过度,心脾两虚,多伴随一生,难以从根本上改变。脾虚本身对人体的消化吸收没有影响。亦可见脾阳虚,症见食欲不振、无饥饿感,甚至手脚怕冷、面色萎黄。

湿脉:脾虚本身并不生湿,湿邪的生成与气候(天人相应)、饮食密切相关。湿邪困脾,可见口中黏腻、口臭、口干、食欲不振等,夹寒则寒湿,夹热则湿热。

痰脉:痰由饮食所生。进食的食物,在脾胃中生痰,进而可达全身,导致人体多种疾病的发生,症状表现多种多样。详见痰脉专论。非脾虚运化乏力、湿聚生痰之说,亦非脾虚生痰说。痰脉亦可夹寒(寒痰)、夹热(热痰)。

滑:为胃中积热,消谷善饥,食欲好,多面色红润,多与进食辛辣有关,如果没有不适症状,可属正常脉象,不必治疗。

弦、弦紧:为寒邪客胃,多由外感风寒所致,自觉胃胀、胃痛、嗳气,得温则舒。

涩脉:胃中瘀血,可有胃中刺痛。

脉上大下小:为胃气郁闭,清阳不升,胃气不降,症见胃部痞塞感、食欲不振等。

脉上小下大:为中气下陷,脾气不升,症见胃部胀满、嗳气不出等。脾胃为气机升降的枢纽,治疗当以升清降浊为法。

他脉影响:

以肝气影响者居多。

脉双关弦:为肝郁气滞,肝气犯胃,胃气郁滞,表现为胃胀、嗳气、不思饮食等。

脉左关滑右关滑：肝火犯胃，胃火内盛，肝胃郁热，症见胃胀、饥不欲食或消谷善饥。

左关弦滑右关弦：肝郁化火，肝气犯胃，症见胃胀、嗳气。

左关弦涩右关弦涩：肝郁气滞，肝气犯胃，气滞血瘀，可见两胁胀满、胁肋胀痛、食欲不振、胃脘饱胀、嗳气、口中酸苦、胃痛等。

左寸脉弱右关脉弱：思虑过度日久，劳伤心脾，心脾两虚。心脾两脉同见。

关脉所主后背疾病少见。

关尺相接脉

左部以弦、弦涩、滑、湿脉常见，多与左关脉相连，亦可单独出现，且单独出现时似与升结肠或结肠肝曲部有关。病机为气滞、血瘀经脉不畅，肝火内郁，湿热下注，湿浊内蕴，郁遏气机；症见左胁肋下沉坠、胀满，疼痛以及难以名状的不适等。

右部以短滑、弦细紧、短涩为主，病机为胃气郁闭不降、气滞、寒凝、血瘀，症见食后腹胀、胃脘胀满、畏寒、隐痛。若与尺部脉相连，如右关弦、右关尺相接脉涩、左尺弦，为肠胃气滞，幽门部瘀血阻塞；若不相接续，只见右关尺相接脉涩，则多为幽门处病变。

尺　脉

1. 左尺脉　左尺脉所示所主为少腹盆腔病变，与对应部位脏器有关，如肠、膀胱、子宫、附件、宫颈、前列腺、睾丸、附睾、盆腔，并主肾阴。

本脉主病：

缓脉：正常脉象。

虚证：

沉弱：为肾阴虚，症见腰酸软。

实证：

滑：热郁膀胱，可有尿频、尿急、尿痛，为热淋。部分人经期可见左尺脉滑，为血聚胞宫。极少数人左尺滑为孕。

弦：小腹气滞，可见小腹胀满，亦可无症状。

痰脉：痰浊内蕴，所主脏器失和，可见于小便尿不净、尿后余沥、尿频、慢性膀胱炎、前列腺炎、睾丸炎、附睾炎、性欲下降、阳痿、早泄、精子活力下降、精液不液化、死精、前列腺癌、膀胱癌、肠癌等，以及无白带、月经延期、淋漓不净、痛经、盆腔炎、盆腔积液、附件炎、输卵管堵塞、卵巢囊肿、巧克力囊肿、宫颈炎、子宫腺肌病、子宫肌瘤、妇科恶性肿瘤、不孕、不育等。

湿脉：可夹寒，为寒湿，症见白带多、白带清稀、阴囊潮湿、阴冷感；夹热，为湿热，症见白带色黄、阴痒，或有尿频等。

弦紧：寒客小腹，可见小腹胀痛、得温则舒、尿频、尿急、尿痛、痛经等。

他脉影响：

以肝脉影响者居多：

左关弦左尺弦：肝气郁滞，小腹胀满。

左关弦涩左尺弦涩：气滞血瘀，小腹刺痛、胀痛，月经有血块、痛经等，亦可见小便时刺痛。

左关滑左尺滑：肝火下扰膀胱，可见尿频、尿急、尿痛等。

左尺外诊弦脉亦见腰背痛者。

另外，对妊娠妇女，临床所见真滑脉者少，以细涩、弦细、短滑、沉弱多见。

2. 右尺脉　右尺脉所主为腰背、大肠、直肠，并主肾阳。

本脉主病：

缓脉：正常脉象。

虚证：

沉弱：见于肾阳虚，以腰膝酸软、畏寒肢冷、性欲下降等为主要表现。

实证：

弦、弦紧、短弦紧、涩、短涩：多为腰肌、腰椎病变，有些患者可以提示对应的腰椎病变部位，多为寒邪外客，扭伤而致血脉瘀滞不畅，症见腰痛、畏寒、酸沉不适等。依脉的浮、中、沉、长、短，可确定病之新久轻重，病变范围。亦有少数患者如椎间盘（膨）突出而右尺脉和缓者，则非寒证，又当结合问诊辨之。

湿脉：湿困大肠、直肠，可见大便黏滞不畅，日多次或便秘，或腹泻；湿困腰府，可见腰酸疲劳。

痰脉：大便黏滞不畅，便秘，大便干燥，大便溏泄（肠癌、肠息肉、肠炎等），亦可见腰酸沉累。

涩脉：大肠、直肠瘀血，可见左小腹刺痛。

他脉影响：

左关滑右尺滑：肝火下扰大肠，可见便秘、大便干结等。

以胃肠病变相互影响多见，右关尺脉相通延续，以湿脉（寒湿、湿热）、痰脉（夹寒、夹热）、痰湿邪下渗（注）大肠常见，多见肠胃痰湿，大便失调等症。

尺 下 一 部

常见以下脉象：

缓脉为正常。

脉弦（寒之轻者）、弦紧（寒之重者）：为寒邪外袭，血脉不畅，症见下肢沉重、遇寒加重，或肌肉关节疼痛。

滑：为下肢血脉郁热，可见下肢喜冷畏热、足底热、下肢不适感。

湿脉：可夹寒，为寒湿；夹热，为湿热。可有下肢沉重或浮肿、下肢静脉曲张，亦有表现为足底畏寒或足底发热者等。

痰脉：下肢酸沉无力、下肢水肿等，亦可夹寒、夹热。曾见一下肢静脉血栓者，其脉为痰。

临床亦可见到，一侧下肢湿热，一侧下肢寒湿，一侧受寒，一侧湿热。

临诊亦偶见左尺下脉示右下肢病变、右尺下脉示左下肢病变，但脉象所示病因病机相同。

他脉影响：

左关弦、左尺弦、左尺下弦：为肝郁气滞，下肢气机郁滞，多见于左下肢。曾治一例女性，每次情志不畅，即见左下肢软弱无力、突然跌倒，后嘱调情志，保持心情愉快，症状未再出现。

左关滑、左尺滑、左尺下滑：肝火下扰，左下肢血脉郁热，症见喜冷畏热、足底热、下肢不适感。

右关痰湿、右尺痰湿、右尺下痰湿：为肠胃痰湿下注，导致右下肢痰湿痹阻，出现右下肢酸沉、右下肢浮肿、右下肢关节肿胀疼痛等症。

右关滑湿、右尺滑湿、右尺下滑湿：肠胃湿热下注，出现右下肢关节肿痛、浮肿、沉重、喜冷恶热等症。

尺 下 二 部

除见尺下一部所示脉象外，尚可见局部短涩、短细紧、短滑，多见于膝、足踝病变，表现刺痛、胀痛，为瘀血痹阻，筋脉拘急，见于外伤或扭伤史者。有些患者脉象虽有异常，但并无症状，追问病史，多既往有扭伤、外伤或疼痛史。

前所述诸脉均为桡动脉，曾遇一男性、72岁患者，诊不到寸口脉及反关脉，但可诊得尺动脉，以上述诊脉法对应相关部位，依脉象表现向患者描述其自身症状，与患者自述症状也基本相符，并依脉象进行辨证施治而获效。此患者为糖尿病并糖尿病足、双下肢动脉血栓、动脉炎，录于此供参考。

第五节　脉 诊 杂 谈

诊 脉 时 间

谈诊脉时间与脉象动态变化，诊脉过程对医生的要求。

通常情况下诊脉，被诊者都被要求休息一会儿，待脉息相对平稳后再行诊脉，这时能够较全面地反映休息状态下的异常脉象对人体病理变化的反映。活动后或酒后不诊脉。笔者曾为后二者诊脉，发现活动后所诊脉象至逐渐相对平稳过程中脉象呈动态变化，也反映了人体正邪强弱的变化。一种情况为活动后脉象和缓，随着诊脉时间的延长，异常脉象逐渐显露，即患者活动状态下，无明显不适症状，休息时偶感不适；另一种情况为活动后诊脉即显异常，在脉息逐渐平稳的过程中，异常脉象变化不大或有加重之势，即患者在活动或休息时均有不适症状，为邪气偏盛；还有活动后诊脉显示异常，在脉息逐渐平稳的过程中，异常脉象逐渐消失，脉象趋于和缓，即患者活动时有不适，休息后症状自行缓解等。对于饮酒之人，脉多显洪或缓大，若其身体某处确有病理改变，在其饮酒后的脉中，亦可诊得异常兼夹脉，如患者有腰痛畏寒史，在右尺脉可诊得异常的弦涩或弦紧等兼夹脉，其他部位也是如此。此处所论，无非是提示诊脉之时，不可过于教条，当依人之变化而分析脉之变化，随时可以诊脉。

另外，不同时间诊脉，亦应结合人体的生理变化。有些人的人体阳气随时辰的变化而变化，对脉象的影响也应充分考虑。辰时之脉见于午时，为阳气不足；午时之脉见于辰时，为阳盛或火热内盛，当分时而论，综合分析，不可一概言之。

脉象所示为病因病机非病证论

脉象所示为病因病机，非病证疾病的概念。脉象只提示引起疾病或病证的原因，如引起失眠的原因，左关滑、左寸滑，提示肝火扰心，症状可见夜寐多梦、夜难入寐、醒后难以入寐，提示失眠的原因与肝火情志有关，而非其他原因。肝火为本，心火为标，调情志，中药治疗宜遵清肝火为主、清心安神为辅的原则。任何疾病都有其诱发或发生的原因，人体的阴阳失调是引发疾病的主要原因，而脉象清楚显示的正是这种失调的原因，而无病的概念，无论什么疾病，通过脉象调整了阴阳的平衡,也就使疾病得到了恢复。所谓"异病同治",病不同,但病因病机相同,治疗方法相同;"同病异治",同一种疾病,病因病机不同,治疗方法迥异。

脉象间相互关联

在读书或查阅病历时,常常看到脉象描述过于笼统,不知所云,所指为何。如脉弦细、脉虚、脉滑等,具体何部脉弦、何部脉虚、何部脉滑则不能提示。实际上,各部位脉象表现均有差异,而反映不同的病理变化,通过脉象描述,应该可以清楚显示病因病机。如情志不遂之人,可见:①双关弦、左寸弦、左尺弦,为肝郁气滞、心气不调、肠胃气滞,症见胸闷、善太息、脘腹胀满或两胁胀满等;②左关弦、左寸滑、右关滑,为肝郁化火、火邪扰心犯胃,症见心烦、夜难入寐、或少寐多梦、饥不欲食或胃脘胀满等;③左关滑、左寸沉、左尺滑,为肝火内郁、胸阳不展、郁火下泄、下扰膀胱,症见口干口苦、胸闷善太息、小便黄赤、小腹胀满等;④左关滑、左寸滑、右寸滑、右关弦,为木火扰心犯肺、脾胃失和,症见口干口苦、心烦不寐、多梦、咽干咽痛、食入饱胀、或口舌生疮等等。由此可见,详细准确地描述各部脉象变化,可以揭示内在的病因病机及相应的症状表现,对指导临床辨证施治有重要意义。

脉象所示病易治与难治

脉象所示病易治与难治,多显示脉象的恢复与症状的改善。分析其原因,一是影响疾病的因素难以去除,如广州的岭南气候,湿气一年四季对人体产生影响;二是疾病的长久积累,需要长时间的调理;三是情志的变化难以消除;四是患者对疾病的认识程度等;五是与医生的配合;六是患者的体质对药物的敏感性等。多因素影响人体阴阳的平衡、脉象的平复,使疾病难以康复。

脉象与养生

脉象可以较清楚地反映病因病机,为临床消除致病因素提供了证据。除了药物治疗外,强调了调护养生对疾病的重要作用。内伤七情,外感六淫、饮食所伤,生活不规律,日久积累,超过人体自身的调解修复能力时就会发病。通过脉诊找到致病因素,除了药物帮助人体修复外,必须消除引起病变的相关因素,才能使人体逐步恢复正常。如某些情志致病,在药物治疗的同时,必须注意情志心理的调整,才能迅速获效,否则,药虽中病机,但仍难获佳效,且反复不愈;饮食所致,比如进食甜食会生痰,如果不忌口,则很难治愈。治而不养,徒治无功。此又充分展示了中医治养结合的整体观。

脉象与症状

有脉象而无症状,同一脉象可有不同的临床表现。患者关注点不同,即只关心主诉,忽略其他,或病未发作,脉象先于症状出现,或疾病初始患者无症状。有些患者以脉象告知其身体病症时,无感觉不适,但回家后休息一下,又确有不适的感觉,这种情况不在少数。同一种病因病机在不同的患者可以表现不同的症状,如湿困大肠,可出现大便干燥、大便稀溏、大便黏滞不畅等表现,亦有大便正常者。

脉象与舌象

从脉象来看,人体存在多种病因病机,有久病,有新疾,错综复杂;舌象则不能全面反映,只是部分反映了人体的变化。因此,很多种情况下出现舌脉不符,或反映了本质,或反映了表象,或部分反映了本质或表象,或疾病尚未反映到舌象的变化上,或有不可解读的原因,多见脉现痰湿之邪内蕴,舌苔见薄白,但患者出现痰湿内困之症;舌有瘀斑脉无涩象,患者也无瘀血之症如刺痛、疼痛等,也要考虑舌体陈旧性瘀斑,与人体内血瘀无关,服用活血药无效,就不可长期服用活血破血药物;有脉象为火热内蕴,舌质反暗淡,服用清热去火药后舌质转红润者;有身体虚寒脉象,舌质红,服用温里药舌质转淡者,等等。笔者经验,由于舌脉不符,而脉象可以准确反映人体的病因病机,舌象难以准确反映人体的生理病理变化,故舍弃舌象,只以脉象作为诊病的直接依据。

药量、药效与体质

通过脉诊可以把握疾病的恢复过程,但在同等情况下,有些人恢复很快,有些人迁延日久才能恢复。分析原因:一是与体质有关,个体差异的不同;二是虽脉象相同,但疾病积累的时间长短不同,所以恢复有差异;三是经常服药与不经常服药不同,可能机体对药物的敏感性存在差异,所以同等情况下药量存在差异。笔者的方法,初诊慢性病患者根据病情给予常规剂量,一般 3~7 天,复诊时即可知患者对药物的反应,再根据情况调整适合于患者个体的药物剂量。

婴幼儿脉象特点

婴幼儿脉象特点与成人无异。婴幼儿的体质就是遗传了父亲或母亲,其脉象特点与所随父母一方无差异。也可以讲,婴幼儿的体质性格特征,与生俱来,一生难以改变。笔者所诊年龄最小为出生 20 天,并对其祖孙三代的脉象特点比较分析,发现有相似的特征,显示有家族的遗传性。婴幼儿同样可以脉象为依据诊治病症。

脉诊的带教与学习

从以往的带教经验来看,脉诊的学习,首先要求学习者要有良好的中医基础,其次学习过程中,要心静如止水,切勿急躁、急于求成。脉诊的学习不可能一蹴而就,即使有老师指点,也需要自身细心地体会,需要大约 3 个月的体会验证过程,方可逐渐掌握这一诊病技巧,非某药治某病、某方治某病这么简单。带教也是从易到难,从单一脉象的体会入手,逐步掌握根脉的特征,进而了解各部脉象的关联,对疾病的病因病机、发生发展有整体的认识,体会用药前后脉象的变化和疗效,进一步掌握中药在脉诊上的作用脉位及功效,使脉药融会贯通,也就学会了刘氏中医脉诊。

第二章 论 药

第一节 脉象特征与中药药效

中药药效是中医几千年来从不同角度经过不断观察总结出来的宝贵经验。中药是通过消除和改善致病因素而发挥作用的,而非某药治某病、某药治某症的概念。脉诊只提示疾病的病因病机,而无病或证的概念,消除了病因病机,就消除或改善了所有的证或病。脉诊能准确反映引起人体病或/和症的病因病机,正邪的强弱。通过多年对大量病例的临床观察,发现中药药效引起的不同脉位的脉象变化,反映了中药在脉诊上的作用靶点,同时在脉诊上验证了药物功效,发现药物各有专攻,各司其职,各归其经,其功效在脉诊上有固定反映部位,而药物本身的特性能消除或改善某一脉位反映的相应病因病机,而对其他脉位无影响,从而可依据病邪特点,正邪强弱,提高用药及药物用量的准确性,也体现了药物配伍在脉诊上的特点及规律,显著提高了临床疗效。同时也发现某些药物的性味、归经、功效与本草所述有差异,依脉象进行了修正。药物的剂量从最小剂量到最大剂量,可依据年龄、病之轻重来选择。以下所载药物功效,仅限笔者临床所诊病例的实际体会,有此脉、用此药、获佳效者,为临床脉诊疗效的总结,而药物配伍给予此规律,未有体会者,不予载入。

辛温解表药

麻黄
性味归经:辛、微苦,温。归肺经。

用药脉象特征:右寸浮弦紧。

功效:发汗解表,散表寒。

应用:用于外感风寒,寒客肩背,症见无汗、恶寒发热、肩背畏寒等表实证。

使用注意:麻黄为辛温解表药,主要用于风寒感冒,伴有发热、无汗者,有发汗散寒退热的功效。从脉象发现,风寒感冒,除了右寸脉浮弦紧,还伴有寸上脉或寸脉一部脉浮弦或浮弦紧,出现鼻塞、喷嚏、流涕、咳嗽等,这是麻黄功效所不及,常需配伍荆芥、辛夷等,散头面部、鼻窍风寒,方可收功。处方用药,也要依据整体的脉象特征及症状表现,合理选用。

《神农本草经》:伤寒,头痛,温疟,发表出汗,去邪热气,止咳逆上气,除寒热。

用量:10~15g。

炙麻黄

性味归经:辛、甘,温。归肺经。

用药脉象特征:脉象部位在右寸,无明显异常脉象指征。

功效:宣肺平喘,止咳。

应用:肺内兼夹痰、湿、饮等所致肺气失宣的喘息咳嗽,有宣肺平喘止咳的功效。

使用注意:炙麻黄与麻黄不同,发汗之力很弱,其性偏温,多用于肺偏于寒的咳喘,有宣肺平喘止咳之功,但无消痰、除湿、化饮之力,其功效作用无明显异常脉象指征。脉诊的作用部位只是提示了炙麻黄作用的脉位,而应用炙麻黄是依据兼夹痰、湿、饮的脉象特征及症状表现,配伍应用。

用量:15~20g。

桂枝

性味归经:辛、甘,温。归心经。

用药脉象特征:左寸沉弦、沉弱。

功效:温振心阳。

应用:用于心气不足,心阳不振而致的胸闷、气短、或胸背彻痛、心悸、脉结代者。本品能温振心阳,配伍炙甘草,能助阳复脉,如炙甘草汤。但用量不可过大,其能温心阳,过则能助心火。

《神农本草经》:主上气咳逆,结气,喉痹,吐吸,利关节。

用量:3~10g。

荆芥

性味归经:辛,平。归肺经。

用药脉象特征:寸上一部弦,内上弦。

功效:祛风解表。

应用:①祛风解表的作用,性较平和,散血脉中风寒之邪。用于风寒袭表,寒客头面、咽喉,症见头昏沉、头部畏寒、头痛、耳鸣、鼻塞、流涕、咽干、咳嗽等。②用于疮疡初起而有表证者(或无表证者亦可),有散血脉风寒之效,常与白芷、川芎等配伍,用于头面部疖疮、面部痤疮、耳部疖肿等。

《神农本草经》:主寒热,鼠瘘,瘰疬生疮……下瘀血,除湿痹。

用量:10~15g。

防风

性味归经:辛、甘,微温。归肺经。

用药脉象特征:右寸浮弦。

功效:祛风解表,止汗,止痒。

应用:①用于外感风寒、发热恶寒、多汗、汗出热不解、头痛、身痛等,有祛风解表、止汗的功效。②常用于皮肤病,借以祛风止痒,常与蚕砂、路路通、露蜂房等配伍。

《神农本草经》:主大风,头眩痛,恶风,风邪,目盲无所见,风行周身,骨节疼痛。

用量:10~15g。

紫苏叶

性味归经:辛,温。归肺经。

用药脉象特征:右寸浮弦。

功效:发表散寒。

应用:用于感冒风寒轻症患者,有发表散寒、开宣肺气的作用。

用量：10~15g。

苏梗

性味归经：辛，温。归脾、胃经。

用药脉象特征：右关弦。

功效：行气宽中，和胃。

应用：①用于风寒外袭脾胃，导致脾胃气滞、胃脘胀满、嗳气欲呕等症，能理气宽中、和胃止呕。热敷胃脘同效。②有行气安胎之效，治脾虚气滞所致妊娠呕吐，常与砂仁、陈皮、白术配伍。③紫苏有解鱼蟹毒的功效。因食鱼蟹而引起腹痛、吐泻、皮肤痒疹（过敏性皮疹）者，常配伍生姜。

《本草纲目》：解肌发表，散风寒，行气宽中，消痰利肺，和血温中，止痛定喘，安胎，解鱼蟹毒，治蛇犬伤。

用量：15g。

紫苏子

性味归经：辛，温。归肺经。

用药脉象特征：右寸痰。

功效：降气化痰平喘。

应用：用于痰浊壅肺偏寒痰者，咳嗽、喘息，有降气化痰平喘的功效。

用量：15g。

生姜

性味归经：辛，微温。归肺、胃经。

用药脉象特征：左内上弦、弦紧，右内上弦、弦紧，右关弦。

功效：发汗解表，散寒止咳，温中止呕。

应用：①用于风寒表证，常和红糖煎服（南方之地，或依体质特点不同，不建议用红糖，糖会生痰，加重痰湿，参考医论部分），单独服用生姜治疗风寒咳嗽，可用3片生姜开水泡、少量多次频服；或配伍其他发散风寒药，增强散寒解表之效。②用于风寒咳嗽、咽干、咽痒、咳白痰，常配伍荆芥、化橘红等散寒止咳药。③生姜有温中止呕之效，可用于胃寒呕吐。④生姜解半夏、南星、鱼蟹毒。

《本草纲目》:生用发散,熟用和中。解食野禽中毒成喉痹。浸汁点赤眼。捣汁和黄明胶熬,贴风湿痛甚妙。

用量:6~10g。

香薷

性味归经:辛,微温。归肺经。

用药脉象特征:右寸浮紧湿。

功效:发汗祛湿,解表退热。

应用:用于外感风寒,湿邪内困或外感寒湿所致的发热、恶寒、无汗等症,有发汗解表、退热化湿的作用,效佳。

香薷乃夏月解表之药,如冬月之用麻黄。在岭南多湿地域,四季皆可用,其发汗祛湿退热功效极佳。因气候不同,北方多用麻黄,南方多用香薷。

使用注意:麻黄、香薷,均为右寸脉浮紧,均有发汗散寒退热的功效,用于外感风寒,发热伴有无汗、恶寒者。但香薷脉象浮紧中夹湿脉,用于风寒夹湿或寒湿外袭所致的发热无汗,有散寒祛湿退热的功效,而麻黄用于无湿邪的风寒束表,二者的应用有不同。

用量:6~10g。

羌活

性味:辛、苦,温。

用药脉象特征:左寸上二部浮弦、浮弦紧,右寸上二部浮弦、浮弦紧,右寸浮弦、浮弦紧。

功效:善除颈肩背部的风寒湿邪。

应用:①用于外感风寒所引起的肩背寒冷、肩背疼痛、头痛、身痛较重之证,常与防风、紫苏叶、生姜等配伍。②用于风寒湿邪侵袭机体所致的肩背、后背酸痛,肩周炎等,常与防风、狗脊、姜黄等配伍。③用于颈肩背疲劳、酸痛不适因受风寒者,与葛根、木瓜、姜黄配伍。

使用注意:麻黄、羌活,都有右寸脉浮紧。麻黄用于风寒感冒、发热无汗者,有发汗退热之功;羌活发汗退热之力不如麻黄,无汗但无发热者,可选用。

羌活的脉位包括寸上二部,即包括颈肩背部受寒或寒湿,对颈肩背部风寒或寒湿,有散寒除湿止痛的作用。临床选用,注意二者的区别。

用量:10~15g。

白芷

性味归经:辛,温。归胃经。

用药脉象特征:寸上一部弦,右关弦湿,左尺湿。

功效:祛湿排脓,散寒祛风止痛。

应用:①用于感冒风寒、头痛鼻塞等,有止痛、通鼻窍的作用。头痛常配伍川芎、荆芥穗、细辛,鼻塞常配伍苍耳子、辛夷、露蜂房等。②用于阳明经之前额头痛、眉棱骨痛。③用于妇女寒湿白带,常配伍艾叶、肉桂、泽泻等。④用于痰湿证所致的口腔溃疡、面部痤疮、疮疖等,有祛湿排脓止痛之功效,多配伍化痰健脾之品。

《神农本草经》:主女人漏下赤白、血闭、阴肿,寒热。头风侵目泪出,长肌肤,润泽。可作面脂。

用量:10~15g。

细辛

性味归经:辛,温。归肺、肾经。

用药脉象特征:寸上一部弦紧,右寸饮,尺下弦紧。

功效:散寒止痛,温肺化饮。

应用:①本品既能发散在表之风寒,又能祛除入里之寒邪,用于寒凝头痛、肺中寒饮咳喘、腰腿寒凝之腰腿痛。②细辛有较强的止痛作用,其止痛功效为透散寒凝日久之邪。常用于寒凝血脉,经脉不畅所致的头痛、鼻炎、耳鸣、腰腿痛。③用于肺寒咳喘、痰液清稀,能温肺化饮。

使用注意:反藜芦。

用量:3~6g。

辛夷

性味归经:辛,温。归肺经。

用药脉象特征:寸上一部弦、弦紧。

功效:散风寒,通鼻窍。

应用:用于寒邪侵袭头面所致鼻渊头痛、鼻塞不通、不闻香臭、常流浊涕以及感冒风寒所致的鼻塞流涕,常与细辛、荆芥穗、川芎、露蜂房等配伍,效佳。

使用注意:不宜多服,有时会引起目赤头昏。因寒转热,应中病即止。布包煎。

用量:10~15g。

苍耳子

性味归经:辛、苦,温。有小毒。归肺经。

用药脉象特征:寸上一部弦湿,右寸湿。

功效:通鼻窍,祛风湿,止痒。

应用:①本品祛风散寒除湿,通鼻窍,用于湿邪蕴肺、风寒外袭或寒湿所致鼻渊、时流浊涕,常与细辛、白芷、藿香等配伍。②祛风胜湿止痒,可用于皮肤湿疹瘙痒等。

使用注意:过量易中毒。

用量:10~15g。

淡豆豉

性味归经:辛,微温。归肺经。

用药脉象特征:右寸浮弦。

功效:解表散寒。

应用:①有解表散寒的作用,可用于肩背受寒所致的感冒咳嗽、背部寒凉等症。②用于感冒风寒兼见胸中烦热、虚烦不眠(心火)等,常与栀子配伍,如栀子豉汤。豆豉解表,栀子清心除烦,非寒邪入里化热。

用量:10g。

辛凉解表药

桑叶

性味归经:苦、甘,寒。归肺、肝经。

用药脉象特征：右寸上一部缓、滑，右寸滑。

功效：疏散右头部、咽部、肺部风热，清肝明目。

应用：桑叶能疏散在头之风热，又能清肺热。适用于风热上扰清空所致头昏、头痛等，常与蔓荆子等配伍；风热犯肺或肝郁化火，火邪犯肺所致咳嗽、咽干、眼干不适等症，常与南沙参、白茅根等配伍。

用量：10~30g。

菊花

性味归经：辛、甘、苦，微寒。归肝经。

用药脉象特征：左寸上一部缓、滑。

功效：疏散左头部风热，明目。

应用：①黄菊花（杭菊花）善清上焦风热之轻证，适用于风热上扰、头昏、迎风流泪等。②适用于肝经风热或肝火上攻所致的目赤肿痛，常与桑叶、夏枯草、白蒺藜等配伍。

《神农本草经》：主风，头眩肿痛，目欲脱，泪出，皮肤死肌，恶风湿痹。

用量：10~15g。

牛蒡子

性味归经：辛、苦，寒。归肺、肾经。

用药脉象特征：内上短滑，右尺脉浮弦、紧。

功效：清热利咽，利腰膝凝滞之气。

应用：①用于热郁的咽喉肿痛、咳嗽等，有散热、利咽的作用，常与金银花、玄参、野菊花等配伍。②利腰膝凝滞之气，用于寒客腰膝、腰腿疼痛，有行气通络之功，与温经散寒通络药附子、独活、海风藤、青风藤、木瓜等同用，效佳。

使用注意：部分人服用本品，有腹泻滑肠的反应，不影响继续服药。

用量：10~15g。

薄荷

性味归经：辛，凉。归肝经。

用药脉象特征:内上滑。

功效:疏散咽部风热,发汗。

应用:①用于风热感冒,症见发热、无汗、咽干咽痛等。②用于肝气郁滞,肝郁化火,火邪上扰,热扰咽喉所致的咽干、咽痒、咳嗽、咽痛等症,常与玄参、青果、木蝴蝶、钩藤等配伍。

使用注意:不宜久煎。

用量:6~10g。

蝉蜕

性味:甘,寒。

用药脉象特征:内上滑。

功效:疏散风热,透疹止痒,祛风解痉,退翳明目。

应用:①用于热郁咽喉所致咽痛音哑、发热等,常与薄荷、牛蒡子等配伍。②用于风热皮肤瘙痒症,常配伍生地、荆芥等。③用于小儿夜啼不眠,心火旺者,常与钩藤、栀子配伍。

用量:6~12g。

木蝴蝶

性味归经:苦、甘,凉。归肝经。

用药脉象特征:内上弦微滑。

功效:疏肝利咽。

应用:用于肝郁气滞,咽喉不利之咽干、咽痒、咳嗽、咽部异物感;咽炎因情绪所致者。

用量:6~10g。

葛根

性味归经:甘、辛,凉。归脾、胃经。

用药脉象特征:寸上二部缓、弦,或右关滑闭,右关上小下大。

功效:解肌柔颈,升举中阳,升津。

应用:①用于颈项背强痛之证,无论寒热均可应用。感寒者,常与羌活、木瓜等配伍;无寒者,可单用或配伍白芍。②能升发清阳,鼓舞脾胃阳气上升,升津,用于胃胀、嗳气、乏力、口干,属脾胃气滞,清阳不升,津不上承者。③本品少数人服用,初起3~5天,会出现头晕、头胀痛加重,继续服用至 5 天以后,头晕、头痛症状突然消失,诸症缓解,可能与其药理有扩张椎动脉有关,所以服药出现头晕、头痛不必停药,继续服用即可获效。一般情况下,30g 出现少见,60g 时则出现者多,与每个人对药物的反应不同而有差异。

《神农本草经》:主消渴,身大热,呕吐,诸痹。起阴气,解诸毒。

用量:15~30g。

蔓荆子

性味:辛、苦,凉。

用药脉象特征:寸上一部滑、缓滑。

功效:疏散风热,清利头目。

应用:①长于疏散头面风热,适用于颈部疲劳所致的头胀痛、偏头痛、头晕等,单用有效,常配伍葛根、川芎等。②用于风热上扰所致的目昏暗或目赤肿痛多泪等,常与菊花、桑叶、草决明、白蒺藜等同用。

《神农本草经》:主筋骨间寒热,湿痹,拘挛,明目,坚齿,利九窍,去白虫、长虫。

用量:15~20g。

柴胡

性味归经:苦、辛,微寒。归肝、胆经。

用药脉象特征:左关弦滑。

功效:疏肝解郁。

应用:①用于外感寒邪,内有肝郁或肝火者。柴胡有疏肝解郁散热之效,用量在 15~30g 为宜,有发汗退热之功。②疏肝解郁,治疗肝气郁结或肝郁化火所致的胸胁胀痛、口苦等。③用于气虚下陷所致的气短、倦怠、脏器下垂伴有肝郁者,有疏肝行气、升发阳气之效,常与升麻、党参、黄芪等配伍,如补中益气汤。

用量:10~30g。

升麻

性味归经:辛、甘,微寒。归脾、胃经。

用药脉象特征:右关滑闭,右关上大下小,弦滑。

功效:散热利咽,清热升阳。

应用:①能疏散风热,适用于风热胃火所致的咽干、咽痛等。②长于升举脾胃清阳之气,适用于胃热郁闭,气机升降失调所致的胃胀、消谷善饥、饥不欲食等症。常与葛根同用。

升麻清胃热,升清利咽,升于右,脉位在右关;柴胡疏肝清热,解郁,升于左,脉位在左关。

《神农本草经》:主解百毒……辟瘟疫,瘴气、邪气,蛊毒。

用量:6~15g。

清热燥湿药

黄连

性味归经:苦,寒。归心、胃、大肠经。

用药脉象特征:左寸滑湿,右关滑湿,右尺滑湿。

功效:清热燥湿,泻火解毒。

应用:①清热燥湿解毒之效,用于心胃大肠湿热者。症见思睡,心烦,多梦,胸闷,胸痛,气短(心),消谷善饥,饥不欲食,胃胀不适(胃),大便黏滞不畅,腹泻,腹胀(大肠)。②清热泻火作用颇强,兼有湿邪者,无湿热者,均不宜。

《神农本草经》:主热气,目痛,眦伤泪出,明目,肠澼,腹痛,下利,妇人阴中肿痛。

用量:6~10g。

黄芩

性味归经:苦,寒。归肺经。

用药脉象特征:右寸滑湿。

功效:清热燥湿,泻火解毒,安胎。

应用:①用于肺中湿热蕴结所致的口干、咽干、咽痛、咳嗽、口苦等。②本品有清热安胎作用,用于情志不遂、肝火上扰所致胎动不安。

《神农本草经》:主诸热,黄疸,肠澼,泄利,逐水,下血闭,恶疮,疽蚀,火疡。

用量:10~15g。

黄柏

性味归经:苦,寒。归膀胱经。

用药脉象特征:左尺滑湿,尺下滑湿。

功效:清湿热,泻火毒。

应用:①用于小腹部湿热者,症见黄带、尿频、尿急、尿痛、阴痒、阴囊湿疹、外阴瘙痒、小腹坠胀因湿热者,常与泽泻、萹蓄、地肤子等同用。②用于下肢湿热所致的下肢酸沉、皮肤瘙痒、足底发热等症,常与汉防己、地龙等配伍。

《神农本草经》:主五脏肠胃中结热,黄疸,肠痔,止泄利,女子漏下赤白,阴伤,蚀疮。

用量:10~15g。

大黄

性味归经:苦,寒。归大肠经。

用药脉象特征:右尺脉滑湿。

功效:攻积导滞,泻火凉血,活血祛瘀,利胆退黄。

应用:①本品善于荡涤大肠湿热,清除燥结、积滞,为苦寒攻下要药。用治习惯性便秘属大肠湿热者,可单用本品,如在睡前吞服生大黄粉 1.5~3g,经过 8~12 小时即缓缓排便。用于大肠实热积滞,便秘腹痛,甚至高热、神昏谵语,则应用较大剂量,并多与芒硝、枳实、厚朴等同用,以增强攻下实热积滞之功,如大承气汤。若治湿热下痢腹痛,泻而不爽者,则与黄连、木香等配伍。②有利胆退黄作用,用治湿热黄疸,通过清利大肠湿热达到辅助利胆退黄的功效,多与茵陈蒿、栀子同用,如茵陈蒿汤。

使用注意:不宜久煎。孕妇及月经期、哺乳期均应慎用或忌用。

《神农本草经》:主下瘀血,血闭,寒热,破癥瘕积聚,留饮,宿食,荡涤肠胃,推陈致新,通利水谷,调中化食,安合五脏。

用量:10~30g,重者可用至 50g。

栀子

性味归经:苦,寒。归心经。

用药脉象特征:左寸滑。

功效:泻火除烦。

应用:本品善于清心经郁火而除烦,用治心烦、郁闷、燥扰不宁、夜寐多梦或夜难入寐等症,每与牡丹皮、生地合用,以清心泻火除烦。

《神农本草经》:主五内邪气,胃中热气,面赤,酒皶皱鼻,白癞,赤癞,疮疡。

用量:10~15g。

龙胆

性味归经:苦,寒。归肝、胆经。

用药脉象特征:左关滑湿。

功效:清热燥湿,泻肝火。

应用:用于肝经湿热所致的黄疸、肝脓肿,湿热下注所致阴肿阴痒、白带色黄、湿疹、尿频等,有清肝经湿热的作用。治黄疸,常与茵陈、郁金、金钱草同用;治阴痒阴肿、白带色黄、湿疹,多与苦参、黄柏、泽泻、地肤子、土茯苓配伍。

《神农本草经》:主骨间寒热,惊痫,邪气,续绝伤,定五脏,杀蛊毒。

《珍珠囊》:去目中黄及睛赤肿胀,瘀肉高起,痛不可忍。

用量:10~15g。

苦参

性味归经:苦,寒。归心经。

用药脉象特征:左寸滑湿,左尺滑湿。

功效:清热燥湿,止痒。

应用:①用于心经湿热所致的心悸、脉结代、心烦懊侬等症,与黄连同等功效。②用于皮肤瘙痒、脓疱疮、疥癣、阴痒因湿热者,能祛风除湿止痒,亦可外用煎汤浴洗。

《神农本草经》:主心腹结气,癥瘕积聚,黄疸,溺有余沥,逐水,除痈肿,补中,明目,止泪。

用量:10~15g。

清热解毒药

连翘

性味归经:苦,微寒。归心、肝经。

用药脉象特征:左寸沉滑,左关滑(心肝郁火,不得发泄),或左寸滑闭(心火内郁,不能透发)。

功效:清热解毒,透发郁火,消痈散结。

应用:①清热解毒透邪,善清透心火而散上焦之热,常与栀子相须为用;尚可用治心火下移而见小便赤涩淋痛之证,单用或与淡竹叶、瞿麦等配伍,有清心泻火利尿之效;透发肝经郁火,有疏肝清热之功,可与柴胡同用。②本品既可清心泻火,又可解毒以消痈散结,故为疮家圣药。宜用于多种化脓性感染,如疮、痈、疖肿,或瘰疬结核等。疗痈疖,可与野菊花、地丁等解毒消肿之品同用;治瘰疬结核,多与夏枯草、土贝母、猫爪草等配伍,以增强解毒消肿散结的作用。

此外,尚可用治过敏性紫癜属火热者。

《神农本草经》:治寒热,鼠瘘,瘰疬,痈肿,恶疮,瘿瘤,结热,蛊毒。

用量:10~30g。

金银花

性味:甘,寒。

用药脉象特征:内上滑,右尺滑。

功效:清热解毒。

应用:①本品清热解毒且有清宣疏散之效,适用于外感风热,火邪内扰,及疮、痈、疖肿等热毒壅盛之证。②用于大肠郁火,腹胀、便溏等,有清大肠郁火的功效。

用量:15~60g。

蒲公英

性味归经:苦、甘,寒。归胃经。

用药脉象特征:右关滑湿。

功效:清热解毒,利湿。

应用:用于脾胃湿热所致的饥不欲食,或消谷善饥,胃胀、口臭等症。

使用注意:用量过大,可致缓泻。

《本草备要》:专治乳痈、疔毒,亦为通淋妙品。

用量:15~30g。

蚤休

性味:苦,微寒。有小毒。

用药脉象特征:内上滑。

功效:清热解毒,消肿止痛。

应用:本品清热解毒,消肿止痛,常用于多种头面部的热毒证。如治火热壅盛的咽喉肿痛;治疮痈热毒、疔毒内攻、舌癌、喉癌、无名肿毒等,多与其他药物配伍应用,但临床用之,未见脉象显著改善。

《神农本草经》:主惊痫,摇头,弄舌,热气在腹中,癫疾,痈疮,阴蚀,下三虫,去蛇毒。

用量:10~15g。

山豆根

性味归经:苦,寒。归肺经。

用药脉象特征:内上滑。

功效:清热解毒,利咽喉。

应用:为治咽喉肿痛的要药。用于热毒蕴结,咽喉肿痛。

使用注意:用量10g,部分患者会出现恶心、呕吐。

用量:6~10g。

射干

性味归经:苦,寒。归肺经。

用药脉象特征:内上滑痰。

功效:清咽喉痰热。

应用:用于咽喉肿痛、咳黄痰者,有清咽喉痰热的作用,效果非常明显。

《神农本草经》:治咳逆上气,喉痹,咽痛,不得消息。散结气,腹中邪逆,食饮大热。

用量:6~15g。

玄参

性味:甘、苦、咸,寒。

用药脉象特征:内上滑弱。

功效:清热滋阴,利咽。

应用:本品有滋阴降火的作用,善治浮游之火上扰咽喉所致的咽干、咽痛等症。对热毒实火或阴虚内热,均可使用。虚(实)火上炎,咽干、咽喉肿痛之证,可与薄荷、牛蒡子、青果等配伍。用于咽干、咽痛伴发热者,本品 50g 水煎顿服,可有立效。

使用注意:反藜芦。

《神农本草经》:主腹中寒热积聚,女子产乳余疾,补肾气,令人目明。

用量:10~50g。

天花粉

性味归经:苦、微甘,寒。归肺、胃经。

用药脉象特征:右寸滑,右关滑。

功效:清热生津,消肿排脓。

应用:①本品长于清热生津,用于热病津伤口渴及消渴等,单用或配伍芦根、知母等同用。②清肺润燥,用于肺热燥咳,甚或咳血等,常与南沙参、白茅根等同用。③有解毒、消肿、排脓之效,可用于痈肿疮疡,偏于热毒炽盛伤津者,常与连翘、蒲公英、金银花等配伍,以奏解毒消肿之效。

《神农本草经》:主消渴,身热,烦满,大热,补虚,安中,续绝伤。

用量:15~30g。

土贝母

性味:苦,微寒。

用药脉象特征:内上滑痰,内上痰。

功效:化痰散结,消肿解毒。

应用:用于痰浊郁于鼻咽,有化痰散结、消肿解毒之功,用于瘰疬、喉癌、鼻咽癌等。

用量:10~15g。

僵蚕

性味归经:咸、辛,平。归肝、肺经。

用药脉象特征:寸上一部滑痰,内上滑痰。

功效:祛风化痰散结。

应用:①用于风痰上扰,咽喉不利,咳痰不爽,咽部异物感等。②痰热上扰清空所致头昏不清、昏蒙、头胀等症,常配伍胆南星、蔓荆子等。③用于瘰疬痰核,有化痰散结之功。④脑部肿瘤(脑胶质瘤等)属风痰上扰者,有效。

此外,本品尚有疏风止痒作用,可用于风疹瘙痒,多与蝉蜕、蚕砂配伍。有去面部色斑、美白的功效。

用量:15~30g。

白花蛇舌草

性味归经:苦、甘,寒。归肺经。

用药脉象特征:内上滑湿,右寸滑湿。

功效:清热解毒,利湿。

应用:用于肺痈及疮疖肿毒,咽喉肿痛,皮肤湿疹等。属肺中咽喉湿热者,本品有清热解毒祛湿作用。

用量:15~60g。

半枝莲

性味归经:辛、微苦,凉。归肝经。

用药脉象特征:左关滑湿。

功效:清热解毒,清肝经湿热。

应用:①用于热毒疮肿,属肝经湿热者。②用于慢性肝炎、肝肿大、肝脓肿、肝癌等属肝经湿热者,可与龙胆、赤芍、醋鳖甲、白蒺藜等配用。

用量:15~30g。

土茯苓

性味归经:甘、淡,平。归膀胱经。

用药脉象特征:左尺湿、滑湿,左尺下湿、滑湿。

功效:解毒,除湿,利关节。

应用:①用于下焦湿阻或湿热所致阴囊湿疹、皮肤瘙痒、尿频、尿急、龟头痒疹,以及支原体、衣原体感染,HPV 阳性属湿毒内蕴者。②曾用本品治疗外阴疱疹病毒感染、淋病者,服用 6 个月,治愈。

用量:30~90g。

石上柏

性味:寒。

用药脉象特征:内上滑。

功效:清热解毒,利咽止痛。

应用:热客咽喉所致咽痛、咽干、咽痒、咳嗽等症,其止咽痛效果极佳。

用量:15~20g。

猫爪草

性味:辛、苦,平,有小毒。

用药脉象特征:内上弦痰。

功效:化痰散结,解毒。

应用:用于颈部有瘰疬痰核者,有化痰散结、解毒消肿之功。

用量:30g。

板蓝根

性味归经:苦,寒。归肺经。

用药脉象特征:内上滑。

功效:清热解毒,凉血,利咽。

应用:本品清热解毒,用于咽喉肿痛,有清热解毒、利咽消肿之功。

用量:15g。

野菊花

性味:苦、辛,微寒。

用药脉象特征:内上滑。

功效:清热解毒。

应用:用于痈疽疔疮、瘰疬、咽喉肿痛、目赤肿痛等。其解毒作用较弱,服用脉象变化不大,无速效之功,多与其他药物配伍。

用量:15~30g。

鱼腥草

性味归经:辛,微寒。归肺经。

用药脉象特征:右寸滑湿、滑。

功效:清热解毒。

应用:本品善清肺热,解毒散痈,为治肺痈之要药,常与桔梗、黄芩、白花蛇舌草配合使用。

使用注意:本品含挥发油,不宜久煎。

用量:30~60g。

红藤

性味归经:苦,平。归大肠经。

用药脉象特征:右尺滑、滑湿。

功效:清热解毒,消痈散结。

应用:本品长于清热解毒、消痈散结,为治肠痈腹痛属热毒之要药,常与金银花、大黄等配伍。

用量:15~30g。

败酱草

性味归经:辛、苦,微寒。归大肠经。

用药脉象特征:左尺滑湿,右尺滑湿。

功效:清热解毒,消痈排脓,祛瘀止痛。

应用:①本品能泄热解毒,散结排脓,善治内痈,尤多用于肠痈。②能祛瘀止痛,可用于血热血滞经痛。如子宫内膜炎属血滞有热者亦效。

《神农本草经》:主暴热,火疮赤气,疥瘙,疽,痔,马鞍热气。

用量:30g。

白鲜皮

性味归经:苦,寒。归肺、胃经。

用药脉象特征:右寸滑湿,右关滑湿。

功效:清热解毒,除湿止痒。

应用:用于肺胃湿热所致湿热疮毒、风疹、湿疹、疥癣及皮肤瘙痒等,有清热解毒、除湿祛风止痒的作用,多与黄芩、蒲公英等除湿药同用,以增强解毒、止痒之效。古时用治黄疸、湿痹。

《神农本草经》:主头风,黄疸,咳逆,淋沥,女子阴中肿痛,湿痹,死肌不可屈伸、起止、行步。

用量:15~30g。

马鞭草

性味归经:苦、辛,微寒。归膀胱经。

用药脉象特征:左尺滑、滑涩、滑湿。

功效:清热解毒,活血,利尿。

应用:用于下焦膀胱湿热所致的小便不畅、涩痛,如前列腺炎等,有清热解毒活血利尿作用。

用量:30g。

温化寒痰药

化橘红

性味:辛、苦,温。

用药脉象特征:内上弦痰,内上弦紧痰。

功效:化痰散寒,止咳止痒。

应用:咽喉寒痰、咳嗽、咳白痰、咽干、咽痒之症,有化痰散寒、止咳止痒的作用。

用量:10~15g。

款冬花

性味归经:辛,温。归肺经。

用药脉象特征:右寸白痰,右内上弦痰。

功效:润肺下气,止咳化痰。

应用:用于咳嗽气逆,咯痰不爽,以及肺虚久咳,痰中带血等多种类型的咳嗽。治暴咳,配合炙麻黄、化橘红、白前、紫苏子、白芥子等治寒痰咳喘。

《神农本草经》:主咳逆上气,善喘,喉痹。

用量:10~30g。

桔梗

性味归经:苦、辛,平。归肺经。

用药脉象特征:右内上弦,弦痰。

功效:开宣肺气,利咽,祛痰排脓。

应用:①用于咳嗽痰多,或咳痰不爽,胸膈痞闷,咽痛音哑等。本品辛散苦泄,功能开宣肺气而利胸膈咽喉,并有较好的祛痰作用。治咳嗽痰多,不论肺寒、肺热,俱可应用。对于剧咳所致胸胁疼痛者,有效。②用于肺痈胸痛、咳吐脓血、痰黄腥臭等,有排脓之效,多配鱼腥草、薏苡仁、冬瓜子、桃仁等应用。

《神农本草经》:主胸胁痛如刀刺,腹满,肠鸣幽幽,惊恐悸气。

用量:10~30g。

白前

性味归经:辛、甘,微温。归肺经。

用药脉象特征:右寸白痰。

功效:祛痰,降气止咳。

应用:本品性微温而不燥热,长于祛痰,又能降气,用于痰浊壅肺,痰多而咳嗽不爽,气逆喘促之证。

用量:10~20g。

旋覆花

性味归经:辛,微温。归肺经。

用药脉象特征:右寸白黏痰。

功效:温化肺中白黏痰。

应用:用于白黏痰蕴肺,咳而无痰或痰黏难咳,或背部沉重酸累等。对于哮喘患者,其清化肺中白黏痰之功,任何药物不可替代。对于哮喘患者,见效缓慢,需要较长时间服用,配伍桔梗、杏仁、白前、化橘红等。

使用注意:包煎。

用量:15~20g。

白芥子

性味归经:辛,微温。归肝经。

用药脉象特征:左关痰。

功效:祛痰通络。

应用:善于祛肝经痰浊及皮里膜外的痰浊。用于皮肤结节、痤疮、湿疹、脂肪瘤、疮疖等属痰浊阻络者。

使用注意:用量 15g,较长期服用未见不适症状,未见发疱现象。

用量:10~15g。

半夏

性味归经:辛,温。归脾、胃经。

用药脉象特征:右关痰、白黏痰。

功效:燥湿化痰,降逆止呕,消痞散结。

应用:①用于痰湿困脾,脾不运化证。本品具温燥之性,能燥湿而化痰,为治湿痰要药,常与茯苓、陈皮、枳实、厚朴配伍,以增强燥湿化痰的功效。②用于胃气上逆,恶心呕吐。半夏能降逆以和胃,长于治痰湿呕吐,常与生姜同用,如小半夏汤。

使用注意:反乌头。临床与附子同用,未见异常反应。半夏脉位右关痰浊,附子、乌头脉位右尺弦紧、右尺下弦紧,散寒止痛,脉位上二者无关联,临床合用,未见异常反应。

《神农本草经》:治伤寒,寒热,心下坚,下气,喉咽肿痛,头眩,胸胀,咳逆,肠鸣,止汗。

用量:10~30g。

制天南星

性味归经:苦、辛,温。有毒。归肺、肝经。

用药脉象特征:寸上一部痰,右寸痰,左关黏痰。

功效:化痰,祛风。

应用:①用于风痰上扰清空所致头昏蒙不清。②用于痰湿蕴肺,咳嗽、咳痰,常与白前、款冬花等配伍。③用于肝经痰湿内阻,患者无症状,通过脉诊发现,对杂病及肿瘤如肝癌等有祛痰软坚之功,配伍泽泻、白芥子等;对于痰湿滞留经络引起的手足顽麻、半身不遂、口眼歪斜等,常与白芥子配伍。④用于类风湿关节炎属痰浊痹阻者,有祛痰通络止痛作用。

使用注意:孕妇慎服。

用量:10~15g。

杏仁

性味归经:苦,微温。有小毒。归肺经。

用药脉象特征:右寸痰。

功效:止咳平喘。

应用:有降肺气、止咳之功,用于多种咳喘证,与桔梗同用,有宣肺之功。桔梗主升,杏仁主降。

《神农本草经》:主咳逆上气,肠中雷鸣,喉痹,下气,产乳,金疮。

用量:10~15g。

清化热痰药

胆南星

性味归经:苦,凉。归肺、肝经。

用药脉象特征:寸上一部滑痰,右寸滑痰,左关滑痰。

功效:清化热痰。

应用:用于肝经痰热,肺内痰热,痰热上扰清空证,症见咳嗽、咳黄痰、头昏胀不清,多与海蛤壳、瓜蒌、海浮石等同用。

用量 10~15g。

浮海石

性味归经:咸,寒。归肺经。

用药脉象特征:右寸滑黏痰。

功效:清肺化痰,软坚散结。

应用:用于痰热咳嗽、痰黄稠黏难咳、口干黏腻等,常与海蛤壳配伍。

用量:30g。

海蛤壳

性味归经:苦、咸,寒。归肺、肝经。

用药脉象特征:右寸滑痰、滑黏痰。

功效:清肺化痰,软坚散结。

应用:用于肝火犯肺所致肺热痰稠、咳嗽气喘等,能清肺热而化稠痰,可与海浮石、黄芩、瓜蒌等配伍;如痰火郁结,胸胁疼痛,可与郁金、胆南星、川楝子等同用。

用量:30g。

冬瓜子仁

性味归经:辛,微寒。归肺经。

用药脉象特征:右寸滑脓痰。

功效:清化肺中脓痰。

应用:用于肺中脓痰、咳嗽、咳黄脓痰,有清化肺中脓痰的功效,多与鱼腥草、瓜蒌、桔梗等同用。对身体其他脉位的脓痰,亦可配伍应用。

用量:15~30g。

煅瓦楞子

性味归经:咸,微温。归脾、胃经。

用药脉象特征:右关黏痰。

功效:和胃消痰,止胃酸。

应用:煅用能治酸止痛,可用于脾胃寒痰、胃痛泛酸者,效佳。

用量:15~30g。

海藻

性味归经:苦、咸,平。归膀胱经。

用药脉象特征:左尺痰或黏痰。

功效:消痰软坚,利水。

应用:①善于消除小腹痰浊,治疗由此导致的各种病症,如尿频、尿急、排尿不畅、尿不净、白带如涕、无白带或白带多、白带黄如脓性、性欲下降、早泄、阳痿、遗精、阴囊湿疹、前列腺疾病、附睾囊肿、盆腔炎、附件炎、宫腔积液、巧克力囊肿、宫颈糜烂、HPV 阳性、子宫腺肌病、痛经等;用于由此导致的不孕不育、慢性膀胱炎、肾炎等属痰浊内蕴者。②其软坚散结消痰之功,对腹部肿瘤如肠癌、卵巢癌、宫颈癌、前列腺癌、膀胱癌等,有明显的作用。③脉象变化发现,本品性平,无寒凉之弊。

使用注意:反甘草。临床配伍炙甘草未见异常。海藻、昆布脉位在左尺,以软坚化痰;炙甘草、甘草脉位在左寸,以补益心气,二者互不影响,临床同用,未见不适反应。

《神农本草经》:主瘿瘤气,颈下核,破散结气,痈肿,癥瘕,坚气,腹中上下鸣,下十二水肿。

用量:15~30g。

昆布

性味归经:咸,平。归膀胱经。

用药脉象特征:左尺痰或黏痰。

功效:消痰软坚,利水。

应用:①有与海藻相同的功效。②与海藻相须为用,有增效之功。脉象变化发现,单用海藻或昆布 60g,其功效不如海藻 30g、昆布 30g。二者相须为用,功效大于单用,同时发现,海藻、昆布超过 30g,再加大剂量,痰浊脉象亦未见显著改善,减量则脉象持久无变化。所以 30g 应是最佳剂量。

用量:15~30g。

海带

性味归经:咸,平。归膀胱经。

用药脉象特征:左尺痰。

功效:消痰软坚,利水。

应用:对于怀孕后出现宫腔积液者,可用海带代替海藻、昆布,每日 50g(泡发后),服至宫腔积液消失,无任何毒副作用,对胎儿没有任何影响。

皂角刺

性味:平。

用药脉象特征:各脉位痰毒。

功效:祛痰通络,解毒消痈。

应用:①用于痰浊痹阻所致的各种病症,尤其对小腹痰浊所致病症,有祛痰通络之功,多与海藻、昆布同用。②用于痈疮疔肿,寒热均可配伍处方中,有助于消痈肿。如气虚阴疮,配伍黄芪、白芷等;火热阳疮,依辨证处方,加入本品,有效。

用量:10~15g。

浙贝母

性味归经:苦,寒。归胃经。

用药脉象特征:右关滑痰。

功效:善清胃中痰热。

应用:用于痰热蕴胃,饥不欲食,善清胃中痰热,可与蒲公英、陈皮等配伍。

使用注意:反乌头。

用量:15g。

瓜蒌

性味归经:甘,凉。归肺经。

用药脉象特征:右寸滑痰。

功效:瓜蒌皮清肺化痰,利气宽胸;瓜蒌仁润燥化痰,滑肠通便;全瓜蒌兼具皮、仁两种功效。临床多用全瓜蒌。

应用:①用于痰热蕴肺、咳嗽、咳黄痰等,常与海蛤壳、前胡等配伍。②用于肠燥便秘,部分人服用有润肠通便之功。

使用注意:反乌头。

用量:30g。

川贝

性味归经:苦、甘,平。归心经。

用药脉象特征:左寸痰。

功效:化痰开窍。

应用:善化心经之痰。用于痰浊闭阻心阳,症见胸沉闷、压抑感、气短、思睡多寐等症,效佳。

使用注意:反乌头。

用量:6~10g。

天竺黄

性味归经:甘,寒。归心经。

用药脉象特征:左寸滑痰或滑黏痰。

功效:清心经痰热。

应用:用于心经痰热所致的胸沉闷、心烦、多梦、思睡,或思睡难以入寐等症,效佳。

用量:15~30g。

前胡

性味归经:苦、辛,微寒。归肺经。

用药脉象特征:右寸滑痰。

功效:清痰热,降肺气。

应用:用于外感风寒痰热壅肺或非外感痰热蕴肺,咳嗽、咳黄痰,常与瓜蒌等配伍。

用量:10~15g。

竹茹

性味归经:甘,微寒。归肺、胃经。

用药脉象特征:右寸滑,或滑痰,关滑上大下小。

功效:清热止呕。

应用:善清胃热,止呕吐。治胃热呕吐,胃中湿热,可与黄连同用;胃热配芦根、天花粉;痰热互结,烦闷呕逆,常配代赭石、浙贝母。

用量:15~30g。

儿茶

性味归经:平。归肺经。

用药脉象特征:右寸痰。

功效:化痰止血。

应用:用于痰浊蕴肺所致咳嗽、痰中带血或咳血,有良好的化痰止血作用,用于支气管扩张、肺癌等伴见咳痰咳血者。

使用注意:布包煎。

用量:15~20g。

止咳平喘药

桑白皮

性味归经:甘,寒。归肺经。

用药脉象特征:右寸滑。

功效:泻肺平喘。

应用:用于肺热咳嗽、喘逆等,能清泻肺热而降气平喘。

用量:15~30g。

清热泻火药

代赭石

性味归经:苦,寒。归肺、胃经。

用药脉象特征:右寸滑,右关滑上大下小。

功效:和胃降逆,止呕止血。

应用:①用于胃热上逆所致嗳气、呃逆、呕吐及气喘等,有降逆之功。②用于血热所致行经鼻衄,有引血下行之功。

使用注意:孕妇慎用。

《医学衷中参西录》:能生血兼能凉血,而其质重坠,又善镇逆气,降痰涎,止呕吐,通燥结。

用量:30g。

芦根

性味归经:甘,凉。归胃经。

用药脉象特征:右关滑,右关滑闭。

功效:清热生津,止呕。

应用:用于胃火热盛,口干、消谷善饥,或伴胃胀、恶心欲呕,有清胃火生津之功,单用或常与知母、天花粉等同用。

用量:15~30g。

白茅根

性味归经:甘,寒。归肺经。

用药脉象特征:右寸滑。

功效:清热宣肺,凉血止血。

应用:①用于肺热咳嗽、口干、咽干等,有清宣肺热之功。②用于肺热所致的咳血。

《神农本草经》:主劳伤、虚羸,补中益气,除瘀血、血闭、寒热,利小便。

用量:15~30g。

知母

性味归经:苦、甘,寒。归心、肺、胃经。

用药脉象特征:左寸滑,右寸滑,右关滑。

功效:清热泻火。

应用:用于心肺胃火邪内扰,见心烦、多梦、口干、消谷善饥、肺热咳嗽等症。

《神农本草经》:主消渴,热中,除邪气,肢体浮肿。下水,补不足,益气。

用量:10~15g。

淡竹叶

性味归经:甘、淡,寒。归心经。

用药脉象特征:左寸滑。

功效:清热除烦,利尿。

应用:用于心经郁火所致心烦多梦、小便赤涩,能清心利尿,导邪热从小便而出,与生地、川木通配伍,方如导赤散。

用量:10~15g。

清热凉血药

生地

性味归经:甘、苦,寒。归心经。

用药脉象特征:左寸滑、弦滑、浮滑。

功效:清热凉血,养阴生津。

应用:用于火邪扰心、心阴受损所致的心烦、多梦、夜难入寐、多汗、心悸、气短等症,常与栀子、牡丹皮等同用。

《神农本草经》:主折跌绝筋,伤中。逐血痹,填骨髓,长肌肉……除寒热、积聚,除痹。

用量:15~30g,

牡丹皮

性味归经:苦、辛,微寒。归心经。

用药脉象特征:左寸滑、滑涩。

功效:清热凉血,活血散瘀。

应用:用于心经血热血瘀,夜寐不安,心烦多梦,或见胸痛,常与栀子、生地配伍。

使用注意:孕妇慎用。

《神农本草经》:主寒热,中风,瘛疭,痉,惊痫,邪气,除癥坚,瘀血留舍肠胃,安五脏,疗痈疮。

用量:10~15g。

赤芍

性味归经:苦,微寒。归肝、肺经。

用药脉象特征:左关弦滑涩,右寸滑涩。

功效:清热凉血,祛瘀止痛。

应用:①本品清热活血作用较佳,用于肝热血瘀,咽喉热瘀,胁痛,口干,口苦,咽喉肿痛等症。②用于肺热痰壅,有助清热宣通肺脉的作用。

使用注意:反藜芦。

《神农本草经》:主邪气腹痛,除血痹,破坚积,寒热,疝瘕,止痛,利小便。

用量:10~15g。

清 虚 热 药

地骨皮

性味归经:甘、淡,寒。归肺经。

用药脉象特征:右寸滑弱。

功效:清肺中虚热,退蒸。

应用:本品善清肺中虚热,治肺阴虚发热、骨蒸潮热、盗汗、咳嗽等,常与知母、沙参、白茅根等同用。

《本草求真》:虽与丹皮同治骨蒸之剂,但丹皮味辛,能治无汗骨蒸,此属味甘,能治有汗骨蒸。

用量:30g。

清热明目药

决明子

性味归经:甘、苦,微寒。归肝、大肠经。

用药脉象特征:左关滑,右尺滑。

功效:清热明目,通便。

应用:①适用于肝热或肝经风热所致的目赤涩痛、羞明多泪等。肝热目赤涩痛,轻者可单用本品煎服,重者可与夏枯草配合。风热目赤,羞明多泪,常与桑叶、菊花、白蒺藜同用。②用于肝火下扰大肠,热结便秘,有清热和润肠通便的作用。可单味煎服,或研末服。

《神农本草经》:治青盲⋯⋯眼赤痛,泪出。

用量:30g。

夏枯草

性味归经:苦、辛,寒。归肝经。

用药脉象特征:左关滑,左寸上一部滑。

功效:降肝火。

应用:能清降肝火,用于肝火上炎、上扰清空所致的目赤肿痛、目珠疼痛、羞明流泪、头胀痛、眩晕等,常与石决明、菊花等配伍。如肝阴不足,目珠疼痛,至夜尤剧者,可配用醋龟甲、女贞子、白芍等滋养肝阴药。

《神农本草经》:主寒热瘰疬,鼠瘘,头疮,破癥,散瘿结气,脚肿,湿痹。

用量:15~30g。

芳香化湿药

藿香

性味归经:辛,微温。归脾、胃经。

用药脉象特征:右关湿。

功效:芳香化湿,发散表邪。

应用:①为芳化湿浊要药。用于湿浊中阻,中气不运所致的食欲不振、口中黏腻、口臭、神疲体倦等,每与苍术、厚朴、薏苡仁、白豆蔻等配伍,或藿香正气丸。②藿香叶能外散表寒,内化湿滞,故善治外感风寒、内伤湿滞之证,但作用弱。

用量:10~15g。

佩兰

性味归经:辛,平。归脾、胃经。

用药脉象特征:右关湿。

功效:芳香化湿,和胃化浊。

应用:有芳香化湿、醒脾调中的作用,治疗湿浊内阻、中气不运的脘闷呕恶、口中甜腻、多涎口臭等,可与藿香、苍术、厚朴等同用,共奏芳香化湿之效。

用量:10~15g。

白豆蔻

性味归经:辛,温。归肺经。

用药脉象特征:右寸湿。

功效:化湿行气。

应用:本品芳香温煦,能化浊行气,常用治湿邪蕴肺所致的背寒、乏力、头颈汗出等,多与苦杏仁、苍耳子等同用。

用量:10g。

砂仁

性味归经:辛,温。归脾、胃经。

用药脉象特征:右关湿。

功效:化湿行气,醒脾开胃,安胎。

应用:①善治湿阻中焦及脾胃气滞所致的腹胀食少等,常与陈皮、木香、苍术、厚朴、藿香等同用,以加强行气消胀之力。若治脾虚湿滞者,又当配伍益气健脾的党参、茯苓、白术等,以标本兼治,如香砂六君子汤。②能行气安胎,常用于脾虚气滞胎动不安、妊娠恶阻等,一般可与白术、苏梗等同用。

用量:6~10g,后下。

草豆蔻

性味归经:辛,温。归脾、胃经。

用药脉象特征:右关湿、弦湿、紧湿。

功效:燥湿健脾,温胃止呕。

应用:用于寒湿困脾所致口干、食欲不振,有健脾燥湿的功效。从脉象分析,其燥湿之力不明显,效果不如茯苓。

用量:6~15g。

草果

性味归经:辛,温。归脾、胃经。

用药脉象特征:右关痰湿。

功效:温中燥湿,除痰。

应用:本品温燥辛烈,长于温中散寒、燥湿除痰,适用于痰湿郁伏脾胃而见舌苔白厚浊腻、食欲不振、吐痰等。

从脉象分析,其祛痰之功不如半夏。

用量:10~15g。

石菖蒲

性味归经:辛,温。归心经。

用药脉象特征:左寸湿。

功效:芳香化湿,开窍醒神。

应用:本品有芳香化湿、开窍醒神之功,适用于湿浊阻滞胸阳所致的胸闷、思睡等,有祛湿开窍宽胸作用。

《神农本草经》:主风寒湿痹,咳逆上气。开心孔,补五脏,通九窍,明耳目,出音声……不忘,不迷惑。

用量:15~20g。

苍术

性味归经:辛、苦,温。归脾、胃经。

用药脉象特征:右关弦湿。

功效:燥湿健脾,祛风除湿。

应用:①本品善燥脾湿,用于湿邪困脾、脾不运化,症见食欲不振、腹胀、苔白浊腻等,最为适宜。有运脾除湿之功,常与厚朴、陈皮等配伍,如平胃散。②有发汗作用,但力量很弱,用于外感风寒湿邪的头痛、身痛、无汗等,每与羌活、防风等同用。

白术健脾燥湿,有止汗之力;苍术运脾燥湿,稍有发汗之功。

《神农本草经》:治风寒湿痹,死肌,痉,疸。

用量:10~15g。

消 食 药

鸡内金

性味归经:甘,平。归胃经。

用药脉象特征:右关弱。

功效:消食积,止遗尿,化结石。

应用:①本品消食积作用较强,又能健胃,适用于饮食停滞兼有脾虚的证候。②涩精止遗,用于小儿遗尿,配伍乌药、益智仁等。③有化坚消石的作用。

用量:10~30g。

麦芽

性味归经:甘,平。归脾、胃、肝经。

用药脉象特征:右关弦弱,左关弦。

功效:消食健胃,疏肝回乳。

应用:①有健胃消食的作用,能治小儿乳食消化不良的吐乳等,单用煎服有效。②用于妇女断乳,或乳汁郁积引起的乳房胀痛,以生麦芽60~120g水煎服,有疏肝回乳消胀之效。

使用注意:哺乳期不宜用。

用量:15~30g。

山楂

性味归经:酸、甘,微温。归脾、胃经。

用药脉象特征:右关弦涩。

功效:消食健胃,活血化瘀。

应用:用于胃脘胀痛、刺痛,有健胃消食、活血化瘀的功效,尤其适用于胃中有瘀血者。

使用注意:胃酸多者忌用。

用量:10~30g。

莱菔子

性味归经:辛、甘,平。归脾、胃经。

用药脉象特征:右关痰、黏痰。

功效:祛痰消食。

应用:适用于痰湿困脾、脾不运化、食积气滞等,善消脾胃痰湿助消化,常与陈皮、半夏等同用。

用量:15g。

行 气 药

枳实

性味归经:苦、辛、微酸,微温。归脾、胃经。

用药脉象特征:右关弦闭,右关弦痰。

功效:行气消痰,散结消痞。

应用:用于脾胃气滞、痰湿困脾所致的胃胀、饮食不消、心下坚痞等,常与莱菔子、半夏、厚朴等配伍。

脉象分析,本品行气消胀祛痰的功效不如厚朴。

《神农本草经》:主大风在皮肤中,如麻豆苦痒,除寒热结,止利,长肌肉,利五脏,益气,轻身。

用量:15~30g。

枳壳

性味归经:辛,微温。归心经。

用药脉象特征:左寸弦。

功效:理气宽胸。

应用:用于胸闷不舒、太息因肝气郁滞或心气郁滞者。

用量:10~30g。

橘皮

性味归经:辛、苦,温。归脾、胃经。

用药脉象特征:右关弦,弦痰。

功效:行气健脾,化痰。

应用:用于脾胃气滞所致的脘腹胀满、疼痛、不思饮食。

用量:10~15g。

橘叶

性味归经:辛、苦,平。归肝经。

用药脉象特征:左关弦,左寸弦。

功效:疏肝行气,助肝气升发。

应用:能疏肝行气,助肝气升发而解郁,用于肝郁气滞所致胸闷、太息、胁肋胀痛、乳房肿痛等。

用量:6~10g。

橘核

性味归经:辛、苦,平。归肝经。

用药脉象特征:左关弦。

功效:行气散结。

应用:用于肝郁气滞所致的乳腺肿块、睾丸肿胀作痛,常与荔枝核、青皮、路路通等同用。

用量:15g。

橘络

性味归经:苦,平。归肝、肺经。

用药脉象特征:内上弦,内上弦痰。

功效:行气利咽,化痰通络。

应用:用于痰滞咽喉,咽喉不利之声音嘶哑、久咳、咽干、咽痒等症,可与化橘红、桔梗同用。

用量:6~10g。

青皮

性味归经:苦、辛,温。归肝、胆经。

用药脉象特征:左关弦。

功效:疏肝破气。

应用:具有疏肝破气作用。治疗肝气郁滞证候,尤其对胁肋胀痛效佳。

用量:10~30g。

佛手

性味归经:辛、苦,温。归肝、脾、胃经。

用药脉象特征:左关弦,右关弦。

功效:行气和胃。

应用:本品具有疏肝和胃的作用,多用于肝气犯胃所致的胃胀、嗳气、食欲不振等,作用较弱,可配木香、青皮等同用。

用量:15g。

厚朴

性味归经:苦、辛,温。归脾、胃经。

用药脉象特征:右关弦湿。

功效:行气燥湿,降逆平喘。

应用:①本品能除胃肠滞气,燥湿运脾,适用于湿阻中焦、气滞不利所致的脘闷腹胀、食欲不振,或呕逆等,常与苍术、陈皮、甘草等药配伍应用,如平胃散。②厚朴的降逆平喘作用,是通过降胃气而助肺气肃降起作用,非直接作用。

用量:10~15g。

木香

性味归经:辛、苦,温。归脾、胃、大肠经。

用药脉象特征:右关弦,左尺弦。

功效:行气止痛。

应用:本品长于行肠胃滞气,适用于腹满胀痛,以行大肠气滞为主,兼以调畅胃气,多与调和胃气药同用发挥功效,多与佛手、陈皮、厚朴等配伍。少数人初服木香,会有腹痛感,坚持服药可以消失。

用量:10~15g。

香附

性味归经:辛、微苦,平。归肝经。

用药脉象特征:左关弦,左尺弦。

功效:疏肝理气,调经止痛。

应用:①长于疏肝理气,用于情志抑郁所致的胸膈痞闷、胁胀、乳房胀痛等。若因肝气犯胃,脾胃寒凝所致的胃痛,常与高良姜配伍,如香附丸。②能调经止痛,用于肝郁气滞所致的月经不调、经痛等,与川芎、五灵脂等配伍。

用量:10~15g。

乌药

性味归经:辛,温。归膀胱经。

用药脉象特征:左尺弦。

功效:行气助膀胱气化。

应用:有行气助膀胱气化作用,适用于小腹寒郁气滞之证,用于尿频、尿不净、小腹胀满之症,多与肉桂配伍;小腹湿热兼有气滞者,配伍黄柏、泽泻、萹蓄等。

用量:15~20g。

大腹皮

性味归经:辛,微温。归脾、胃、大肠经。

用药脉象特征:右关弦湿,右尺湿,或伴见左尺弦湿。

功效:行气导滞,利水消肿。

应用:用于湿困肠胃、气机郁滞所致大便不畅、黏滞不爽等症,有祛湿行气通便之功,常与苍术、厚朴、半夏、木香同用。

用量:30g。

檀香

性味归经:辛,温。归脾、胃经。

用药脉象特征:右关浮中取弦紧。

功效:行气止痛,散寒开胃。

应用:用于寒邪外客胃脘所致胃脘胀痛、嗳气,效佳,可配砂仁、干姜、陈皮等以增强其功效,并可开胃进食。

《珍珠囊》:散冷气,引胃气上升,进饮食。

用量:10~15g。

荔枝核

性味归经:辛,温。归肝经。

用药脉象特征:左关弦,左尺弦,或左尺弦涩。

功效:行气,止痛,散结。

应用:用于肝郁气滞所致的小腹胀痛、疝痛、睾丸肿痛等,常与橘核、青皮、乌药等配伍。

用量:15~30g。

川楝子

性味归经:苦,寒。归肝经。

用药脉象特征:左关弦滑,或左关滑。

功效:清肝破气。

应用:其性偏苦寒,有清肝破气的功效,适用于肝火内郁所致胸胁及腹部胀痛。

《神农本草经》:主……大热,烦狂,杀三虫,疥,疡,利小便水道。

用量:6~10g。

八月札

性味归经:凉。归胃经。

用药脉象特征:右关滑闭。

功效:理气开胃。

应用:用于胃口热闭,胃胀满,有升降胃气、开胃的作用。

用量:15~30g。

泻　下　药

玄明粉

性味归经:苦、咸,寒。归大肠经。

用药脉象特征:右尺黏痰、滑黏痰。

功效:清大肠痰浊,通便。

应用:用于大肠痰浊内蕴所致便秘、大便黏滞不畅、腹泻、湿疹、口腔溃疡、腰酸痛等,有清痰通便之功。寒痰、热痰均可用。

《神农本草经》:主百病,除寒热邪气,逐六腑积聚,结固,留癖,能化七十二种石。

使用注意:兑服,不入煎剂。孕妇忌服。

临床经验,中药每日需服用2次,但本品每日服用1次,兑入中药中饭前20分钟口服,过早或过晚进食,排便效果均不佳。一般服药后1小时内会出现水样便,其他时间很少再腹泻。本品咸寒,易伤胃,脾胃虚寒者多与干姜同用,不可单独服用,单独服用泻下效果不明显,另一方面必须配伍温中健脾行气药,才能达到治疗效果。因个人体质不同,体内痰浊多寡,对药物的反应不同,用量大部分人在3~8g,即可达到满意效果,少部分人需要10~15g。服药后患者会有水样便,一般以2~3次为佳。药量调整以服药后腹泻2~3次为宜。需要服用至右尺痰脉消失即止。服药时间 1 周到 6 个月不等。曾治一肠癌患者,配合服用本品 1 年有余,痰浊方除,无不良反应。本品味咸,剂量大时部分人会有恶心、呕吐,因咸对味蕾的刺激所致。

用量:3~15g。

润 下 药

火麻仁

性味归经:甘,平。归大肠经。

用药脉象特征:右尺弱。

功效:润肠通便。

应用:本品多脂,功能润燥滑肠,性质平和,为常用的润下药。用于脾虚大便先干后稀症,与健脾药同用。

《神农本草经》:主补中益气。

用量:15~30g。

郁李仁

性味归经:甘、苦,平。归脾、胃、大肠经。

用药脉象特征:右关弦下小上大,伴见左尺弦,或右关尺相接脉短弦。

功效:润肠通便,通幽门结气。

应用:本品有通幽门结气、降泄下气、润肠通便之功,可用治大肠气滞、肠燥便秘,多与火麻仁、木香等同用。

《神农本草经》:主大腹水肿,面目四肢浮肿,利小便水道。

用量:15~30g。

温里散寒药

白附子

性味:辛、甘,大温。有毒。

用药脉象特征:寸上一部弦紧。

功效:善散头面部的寒凝之邪。

应用:用于风寒贼邪外袭,面部筋脉拘紧所致面瘫、口眼歪斜等症,亦主寒凝脑脉所致偏头痛、耳鸣等症。本品有驱散头部寒凝之邪的作用,常配伍荆芥穗、川芎、细辛、全蝎等。

用量:6~10g。

附子

性味归经:辛、甘,大热。有毒。归肾经。

用药脉象特征:右尺浮弦紧,右尺下弦紧。

功效:祛寒止痛。

应用:有温经散寒之功,用于风寒外客腰腿,导致腰腿疼痛,下肢尤其是右下肢寒凝,常与独活、木瓜、威灵仙、细辛、海风藤等同用。

使用注意:本品若炮制、煎法不当或用量过大,可引起中毒。孕妇忌用。入煎剂,应先煎30~60分钟。临床发现,剂量低于20g,可与其他药物同煎30分钟即可,不必先煎;大于20g应先煎为宜。

用量:15~30g。

肉桂

性味归经:辛、甘,大热。归膀胱经。

用药脉象特征:左尺弦紧,左尺下弦紧。

功效:温经,散寒止痛。

应用:①用于寒客小腹所致小腹胀满、喜温畏寒、尿频、尿不净,或经期腹痛等。本品辛热,能散寒通血脉,助膀胱气化,常与乌药、香附等同用。②用于左下肢畏寒肢冷,常与川芎、海风藤、木瓜等同用,有温通血脉之功。

肉桂脉位在左尺、左尺下,温通小腹及左下肢寒邪;附子脉位在右尺、右尺下,散寒止痛,用于腰部及右下肢寒凝之邪。二者同用,温散腰、小腹及下肢寒邪。白附子脉位在寸上一部,善除头面部的寒凝之邪。

使用注意:本品含挥发油,不宜久煎;须后下,或另泡汁服。孕妇忌用。

用量:10~15g。

干姜

性味归经:辛,温。归脾、胃经。

用药脉象特征:右关弦紧,右关弱。

功效:温中,开胃。

应用:用于寒客脾胃或脾胃虚寒所致脘腹冷痛、胃胀、纳呆、呕吐泄泻、畏寒肢冷等,有温中祛寒、开胃进食的功效。对脾胃虚寒但食欲旺盛者,有调节食欲的作用。

脾主四肢,脾胃虚寒,则四肢不温,天气寒凉时,自觉四肢畏寒。本品与附子、肉桂散外寒不同。

《神农本草经》:主胸满,咳逆上气。温中,止血,出汗,逐风,湿痹,肠澼下利。

用量:10~30g。

小茴香

性味归经:辛,温。归肝、脾、胃、大肠经。

用药脉象特征:左关弦,左尺弦紧,右关弦紧。

功效:祛寒止痛,理气和胃。

应用:①用于寒凝气滞、肝气不舒所致胃寒食少、脘腹胀痛等。本品有理气和胃、开胃进食之功,可与干姜、木香、佛手配伍。②用于寒疝疼痛、睾丸偏坠等,本品疏肝理气、祛寒止痛,多与肉桂、乌药等同用。

用量:10~15g。

花椒

性味:辛,热。有小毒。

用药脉象特征:左尺弦紧湿。

功效:温中,止痛,杀虫。

应用:①用于小腹寒湿、白带阴痒者,常与艾叶、香附、肉桂、乌药、泽泻等同用。②治疗皮肤湿疹瘙痒、肛门瘙痒等因寒湿者,单用或与艾叶煎水熏洗。

《神农本草经》:主邪气,咳逆,温中,逐骨节皮肤死肌,寒湿痹痛,下气。

用量:6~10g。

高良姜

性味归经:辛,热。归脾、胃经。

用药脉象特征:右关弦紧。

功效:散寒止痛,温中止呕。

应用:用于胃寒冷痛、胃胀食少等。本品善于温胃散寒,开胃进食。

脉象分析,高良姜温中之功大于干姜,更易获效。

用量:10~15g。

吴茱萸

性味归经:辛、苦,热。归肝经。

用药脉象特征:左关沉弦紧。

功效:暖肝解郁。

应用:用于肝气郁滞日久,肝寒气滞,胁肋胀满等,善解肝中之郁滞,助肝气生发,且见效快,常与合欢皮、青皮、当归、白芍等同用。

使用注意:药书记载,大量吴茱萸可引起视力障碍、错觉等。

《神农本草经》:主温中,下气,止痛,咳逆,寒热,除湿,血痹。

用量:2~3g。

平肝息风药

羚羊丝

性味归经:微咸,寒。归肝、肺经。

用药脉象特征:左关滑、弦滑,右寸滑。

功效:平肝息风,退热。

应用:①用于小儿外感高热惊厥,伴肝火者,有退热止痉的功效。寒证高热惊厥慎用。②用于中风高热,属肝火上扰、肝阳上亢者,有平肝降火、退热的功效。

单用本品 5~10g,水煎 1 小时,500ml,当茶饮,多次频服,效佳。

使用注意:本品入汤剂宜另煎汁冲服。

用量:5~10g。

地龙

性味归经:咸,寒。归膀胱经。

用药脉象特征:左尺滑,尺下滑。

功效:清热通络,利尿。

应用:①用于热痹的关节红肿热痛、屈伸不利等,本品性寒清热,又有通利经络的功效,常与桑枝、忍冬藤、络石藤、赤芍等配伍。②用于热结膀胱,小便不利,或尿闭不通等,有清热利尿之功,配合车前草、川木通等。

用量:15~30g。

钩藤

性味归经:甘,微寒。归肝、心经。

用药脉象特征:左寸上一部滑,内上滑,左寸滑,左关滑。

功效:息风止痉,清热平肝。

应用:①用于肝火扰心,心烦、头晕、小儿夜惊等,有清心平肝、止晕止惊的作用,多与天麻、白芍等配伍。②用于治疗肝火上炎,咽喉不利出现的咽干、咽痛、发热、咽痒、咳嗽、无痰之症,常与薄荷开水泡服代茶饮,频服,有较好的利咽清肝、退热功效。

使用注意:不宜久煎。

用量:15~30g。

天麻

性味归经:甘,平。归肝经。

用药脉象特征:寸上缓、滑、弦。

功效:息风,平肝,止晕,止痛。

应用:①用于肝风内动、惊痫抽搐等。本品为治肝风内动之要药,用治惊风抽搐,不论寒证、热证,皆可应用。②用于肝阳上亢所致的眩晕、头痛等,有良好的平肝阳功效,常与钩藤、夏枯草、白蒺藜等配用。也可用治风痰上扰的眩晕,常与半夏、白术、茯苓、僵蚕、制南星等同用,如半夏白术天麻汤。

用量:10~15g。

全蝎

性味:辛,平。有毒。

用药脉象特征:寸上弦紧。

功效:祛风解毒,通络止痛。

应用:①用于风寒外袭头面所致面瘫、头痛、耳鸣等,有祛风通络止痛之功,多与川芎、荆芥等配伍。②用于疮疡肿毒、瘰疬结核等,能解毒散结,又能通络止痛。③对带状疱疹所致的疼痛,有较好的解毒通络止痛作用。

使用注意:本品有毒,用量不可过大。

用量:6~10g,以研末冲服效佳,不宜入汤药煎煮。

蜈蚣

性味归经:咸,温。归肝经。

用药脉象特征:寸上弦、弦紧,关弦,左尺弦。

功效:解毒散结,通络止痛,疏肝壮阳。

应用:①用于疮疡肿毒、瘰疬溃烂等,有较强的解毒散结之功。②用于顽固性头部抽掣疼痛、风湿痹痛等,有良好的通络止痛功效。③用于阳痿属肝气郁滞、精气不畅、宗筋失和证,常与当归、白芍、白蒺藜、合欢皮、木香、乌药等同用,有效。④治疗脑瘤,有解毒通络之功。⑤用于中风属肝郁气滞,经络不通者。

使用注意:药书记载,本品有毒,用量不可过大。孕妇忌用。

用量:2条,不用去头足。

平肝潜阳药

石决明

性味归经:咸,寒。归肝经。

用药脉象特征:左关弦滑、滑、滑弱,左寸滑。

功效:平肝潜阳,清肝明目。

应用:①用于头晕目眩,具有平肝潜阳之功。对肝阴虚、肝阳上亢所致眩晕,须与养阴平肝药如白芍、龟甲、女贞子等配伍;如属肝阳上亢而有热象者,则与清热平肝之品如夏枯草、钩藤、菊花等同用。②用于目赤肿痛、翳膜遮睛、视物昏蒙等,为清肝明目要药。治肝火上炎,目赤肿痛,可与决明子、桑叶、菊花等配伍。

使用注意:入煎剂宜先煎。

用量:30g。

珍珠母

性味归经:咸,寒。归心经。

用药脉象特征:左寸滑、弦滑、滑弱。

功效:镇心安神。

应用:用于心火内盛所致的烦躁、失眠,常与栀子、丹皮、生地或黄连等同用。

使用注意:入煎剂宜先煎。

用量:30g。

白芍

性味归经:苦、酸,微寒。归肝经。

用药脉象特征:左关弦、弦弱、弦稍滑。

功效:养血敛阴,柔肝止痛。

应用:①用于肝阴(血)不足,肝气郁滞或烦躁易怒等,有柔肝解郁之功。②用于胁痛、脘腹疼痛,以及手足拘挛疼痛等,有柔肝止痛作用。用治肝郁气滞,胸胁疼痛等,常与柴胡、枳壳、香附等疏肝行气药同用;对于肝气犯胃引起的胃脘疼痛及肝脾不和所致的腹部挛急作痛,常与甘草同用,以增强柔肝止痛的力量,如芍药甘草汤。

此外,芍药、甘草配伍,还可用于治疗血不养筋所致的手足肌肉痉挛作痛。

使用注意:反藜芦。

《神农本草经》:主邪气腹痛……止痛,利小便,益气。

用量:15~60g。

龙骨

性味归经:甘、涩,微寒。归肝、心经。

用药脉象特征:左关滑、弦滑、滑弱,左寸弦滑、滑。

功效:镇静安神。

应用:用于肝火扰心或心火内盛所致心烦、多梦、夜难入寐等症,多与牡蛎等配伍。

用量:20~30g。

牡蛎

性味归经:咸,微寒。归肝经。

用药脉象特征:左关滑、弦滑,左寸滑、弦滑。

功效:平肝潜阳,镇心安神。

应用:用于阴虚阳亢或肝火上扰、火邪扰心所致的烦躁不安、心悸失眠等,有平肝潜阳、镇降肝火的作用,可与龙骨、龟甲、白芍、川楝子等配伍。

用量:20~30g。

刺蒺藜

性味归经:苦、辛,平。归肝、肺经。

用药脉象特征:右寸上一部弦、弦缓,左关弦,或伴见右寸滑。

功效:疏肝,祛风明目,兴阳。

应用:①用于肝血不足,肝气郁滞所致眼睛干涩、胀痛、视物昏花、迎风流泪、眼睛干痒,配合熟地、当归、枸杞等,有祛风明目的作用。②能祛风止痒,适用于风疹瘙痒,常与蝉蜕、僵蚕、荆芥、防风等配伍。③用于阳痿早泄因肝郁气滞者,有兴阳之功,配伍蜈蚣、当归、白芍等。

用量:10~15g。

安　神　药

琥珀

性味归经:甘,平。归心、膀胱经。

用药脉象特征:左寸涩,左尺涩。

功效:活血安神,利尿通淋。

应用:①用于心悸不安、失眠、多梦、胸闷、隐痛等,可与酸枣仁、夜交藤、丹参等配伍使用。②利尿通淋,适用于小便不利或癃闭之证,因能散瘀而止血,故尤宜于血淋,也可用于石淋、热淋等。

用量:3~6g。

酸枣仁

性味归经:甘、酸,平。归心、肝经。

用药脉象特征:左关弱,左寸弱。

功效:养心益肝,安神。

应用:本品能养心阴、益肝血而宁心安神,为有效的滋养性安神药,主要用于心肝血虚引起的失眠、气短、眼睛干涩等,可配当归、白芍、何首乌、熟地、炙甘草等同用。酸枣仁有使睡眠由轻浅变沉睡的功效。

《神农本草经》:主心腹寒热,邪结气聚,四肢酸疼,湿痹。久服安五脏。

用量:15~30g。

柏子仁

性味归经:甘,平。归心经。

用药脉象特征:左寸弱。

功效:养心安神,润肠通便。

应用:①用于血不养心所致惊悸怔忡、虚烦不眠、心悸、气短等,常与酸枣仁、五味子、茯神、炙甘草等同用。②柏子仁油多质润,有润肠通便之效,适用于阴虚血少的肠燥便秘,常与松子仁、郁李仁等同用,以加强其润下作用,如五仁丸。

《神农本草经》:主惊悸,安五脏,益气,除风湿痹。

用量:30g。

夜交藤

性味归经:甘,平。归心、肝经。

用药脉象特征:左寸浮滑或沉弱,左关浮滑或沉弱。

功效:养心安神,调和阴阳。

应用:用于阴虚火旺或心肝血虚所致的夜难入寐、虚烦不眠、多梦等,能引阳入阴,调和阴阳,常与酸枣仁等同用。本品有使人入睡快的功效。

临床观察,服用养血安神药物,宜睡前1小时服药,效果最佳。

用量:60~100g。

合欢皮

性味归经:甘,平。归肝经。

用药脉象特征:左关弦涩。

功效:安神解郁,活血。

应用:①合欢皮及花均有安神解郁作用,用于肝郁血瘀或肝郁而致的忿怒忧郁、虚烦不安、健忘失眠等,与夜交藤、郁金等养心安神解郁药合用。②合欢皮有活血作用,用于肝郁血瘀,月经不调,有血块或见胁肋隐痛等症,常配当归、川芎、赤芍、玫瑰花等,以增强活血散瘀止痛之力。

曾有一人告知服用本品后心情愉悦,大部分人无明显感觉。服用本品后,左关弦涩脉消失。

《神农本草经》:主安五脏,和心志,令人欢乐无忧……明目。

用量:30g。

远志

性味归经:平。归心经。

用药脉象特征:左寸痰。

功效:化痰开窍安神。

应用:用于思睡但难以入睡,伴见胸闷、气短、困倦,属痰浊痹阻、心神不安者,有化痰开窍安神的作用,多配伍川贝、石菖蒲等。

用量:10~15g。

利水退肿药

茯苓

性味归经:甘、淡,平。归脾、胃经。

用药脉象特征:右关湿。

功效:健脾渗湿。

应用:用于湿邪困脾,口干不欲饮,或口渴饮水不解,食欲不振,有健脾渗湿作用,常与白术、苍术、厚朴、藿香、葛根等同用。用量至60g,脉象变化显著,症状改善明显。

《神农本草经》:主胸胁逆气,忧恚,惊邪,恐悸,心下结痛,寒热,烦满,咳逆,止口焦,舌干,利小便。久服安魂魄,养神。

用量:15~60g。

猪苓

性味归经:甘、淡,平。归膀胱经。

用药脉象特征:左尺湿。

功效:利水渗湿。

应用:本品利水作用明显,用于水湿停滞、小便不利、水肿等,可用于胸腔积液、腹水等。

用量:30g。

泽泻

性味归经:甘、淡,平。归膀胱经。

用药脉象特征:左尺湿、滑湿。

功效:利水渗湿。

应用:用于小腹湿困所致白带多、小腹酸沉下坠、尿不净等症,偏寒者,配伍肉桂、乌药;偏热者,配伍黄柏、地肤子、萹蓄等。

《神农本草经》:主风寒湿痹,乳难,消水,养五脏,益气力,肥健。久服耳目聪明。

使用注意:本品利水渗湿作用有伤肝阴血之弊,多与熟地配伍应用。

用量:15~20g。

薏苡仁

性味归经:甘、淡,平。归大肠、肺经。

用药脉象特征:右尺湿,尺下湿、右寸湿、滑湿。

功效:健脾祛湿,除痹,清热排脓,除胃肠息肉。

应用:①用于湿滞肌表经络、风湿痹痛所致下肢酸困、腰酸等,配伍蚕砂、路路通、白术等。②健脾渗湿,用于湿邪内蕴,大便黏滞不畅或泄泻,多与白术、苍术、大腹皮同用。③用于脓痰蕴肺,肺中湿热,咳嗽,咳黄脓痰,甚至腥臭味,有助清肺排脓的作用,配合瓜蒌、冬瓜子仁、鱼腥草、桔梗等。④本品用于因湿邪所致胃肠息肉病,长期服用有预防和治疗作用。⑤广东人讲薏苡仁败肾,当属误传,长期服用无不良反应。

《神农本草经》:主筋急拘挛,不可屈伸,风湿痹,下气。

用量:15~30g。

利尿通淋药

车前草

性味归经:甘,微寒。归肺、膀胱经。

用药脉象特征:右寸滑湿,左尺滑湿。

功效:清热祛湿通淋,清肺止咳。

应用:①用于小便热淋、尿频、尿急。②用于咳嗽、咳痰属肺中湿热者,多与黄芩、白茅根、泽泻等配伍。

临床观察,每个人对同一类药物反应有差异。对这个药不敏感,但对同一类药的其他药物就会有明显疗效。要根据病情,多种选择,适时调整。

用量:30g。

川木通

性味归经:苦,寒。归心、膀胱经。

用药脉象特征:左寸滑、滑湿,左尺滑、滑湿,或伴见左尺下滑湿。

功效:清热利水,通络。

应用:①能清心降火,利水泄热,主要用于心火上炎,口舌生疮,小便短赤,以及湿热热淋,常与生地、淡竹叶、甘草配伍,如导赤散。②治疗湿热痹痛、下肢关节不利,可与忍冬藤、络石藤、汉防己、地龙等配用。

《神农本草经》:除脾胃寒热,通利九窍、血脉、关节。

用量:10~15g。

通草

性味归经:甘、淡,寒。归胃、肺经。

用药脉象特征:右寸滑湿,右关滑湿。

功效:祛湿通乳。

应用:有清热利湿及通气下乳之功,能鼓舞脾胃,祛湿升津助通乳。

用量:6~10g。

滑石

性味归经:甘、淡,寒。归肺、膀胱经。

用药脉象特征:右寸滑湿,左尺滑湿。

功效:利水通淋。

应用:清热利水通淋,适用于热结膀胱、小便赤热涩痛之证,配伍萹蓄等同用。

《神农本草经》:主身热,泄辟,女子乳难,癃闭,利小便,荡胃中积聚,寒热。

用量:30g。

萹蓄

性味归经:苦,微寒。归膀胱经。

用药脉象特征:左尺滑湿。

功效:利水通淋。

应用:用于膀胱湿热、小便短赤、淋漓涩痛等,有清膀胱湿热而利水通淋之效,常与地肤子、黄柏等配伍。

《神农本草经》:主浸淫,疥瘙,疽,痔,杀三虫。

用量:20g。

瞿麦

性味归经:苦,寒。归心、膀胱经。

用药脉象特征:左寸滑,左尺滑。

功效:清热,利水,通淋。

应用:用于心火下移膀胱所致心烦、多梦、尿频、尿急、尿痛等,配伍淡竹叶、川木通、生地等。

《神农本草经》:主关格,诸癃结,小便不通,出刺,决痈肿,明目,去翳,破胎堕子,下闭血。

用量:15~30g。

石韦

性味归经:苦,微寒。归肺、膀胱经。

用药脉象特征:右寸滑湿,左尺滑湿。

功效:利水通淋。

应用:①用于输尿管结石,有助利尿排石。近代研究,本品有扩张输尿管的作用。②对肿瘤放化疗所致白细胞计数下降因肺热或伴尿频因湿热者,有升高白细胞计数的作用。

《神农本草经》:主劳热邪气,五癃,闭不通,利小便水道。

用量:30~60g。

地肤子

性味归经:苦,寒。归膀胱经。

用药脉象特征:左尺滑湿。

功效:清热,利尿,止痒。

应用:①用于下焦湿热所致的小便不利、淋漓涩痛,有清热利尿通淋之效,常与泽泻、黄柏、萹蓄等配伍。②对湿热引起的皮肤湿疮、周身瘙痒,有清热利湿止痒之效,常与黄柏、滑石、泽泻等配伍。

《神农本草经》:主膀胱热,利小便,补中,益精气。久服耳目聪明。

用量:30g。

海金沙

性味归经:甘,微寒。归肾、膀胱经。

用药脉象特征:右尺湿或滑湿,左尺脉湿或滑湿。

功效:利水通淋。

应用:主要用于石淋、泌尿系结石,有利尿排石的作用,常与石韦、鸡内金、薏苡仁、大腹皮等通用。

用量:30g。

用法:布包煎。

利湿退黄药

金钱草

性味归经:微咸,平。归肝、胆经。

用药脉象特征:左关滑湿,左尺滑湿。

功效:除湿退黄,利水通淋,清热消肿。

应用:①用于肝经湿热所致黄疸,有清热利湿、利胆退黄之效,常与茵陈、龙胆等同用。②治疗胆石症,常配郁金、木香、枳实、泽泻等,以利胆排石。③用于肝经湿热下注所致热淋,有利水通淋之效,能引肝经湿热从小便而出,常与鸡内金、泽泻、龙胆等同用。④对于肝脓肿属肝经湿热者,配伍龙胆、赤芍、柴胡、半枝莲、郁金、丝瓜络等,效果显著。

用量:30~60g。

虎杖

性味归经:苦,寒。归肝、胆、肺经。

用药脉象特征:左关弦滑,右寸滑。

功效:利湿退黄,清热解毒,祛痰止咳。

应用:①用于肝胆湿热所致的黄疸以及湿热带下、阴痒、热淋等,有清热利湿退黄和通淋作用,常与茵陈、金钱草配伍。②用于肝火犯肺所致肺热咳嗽,有祛痰止咳作用,与黄芩、瓜蒌同用,有清热祛痰、止咳平喘之效。

使用注意:孕妇忌用。

用量:10~15g。

茵陈

性味归经:苦,微寒。归肝、胆经。

用药脉象特征:左关脉湿、滑湿。

功效:利湿退黄。

应用:为治黄疸主药,湿热、寒湿所致黄疸皆可应用。用于肝胆湿热或肝胆湿困所致的黄疸,有祛湿退黄的作用。

用量:30~60g。

祛风湿止痹痛药

独活
性味归经:辛、苦,温。归肾经。

用药脉象特征:右尺弦、弦紧、弦湿、弦紧湿,尺下弦、弦紧、弦紧湿。

功效:善除腰腿部风寒湿邪。

应用:用于风寒湿痹、腰膝酸重疼痛、两足湿痹等,有祛风散寒胜湿、蠲痹止痛之效,为治疗风湿痹痛的常用药。用于腰腿部的风寒湿痹,常与桑寄生、细辛、威灵仙、路路通等配伍。

《神农本草经》:主风寒所击,金疮,止痛,奔豚,痫,痉,女子疝瘕。

用量:20g。

威灵仙
性味归经:辛,温。归膀胱经。

用药脉象特征:左尺弦痰,左尺下弦痰,右尺下弦痰。

功效:祛痰除湿,除膀胱宿脓恶水。

应用:①本品善于通行经络、除湿化痰,用于下肢痰浊痹阻所致下肢酸沉、困倦、浮肿、关节肿大等,配伍白芥子、独活、青风藤、海风藤等。②用于小腹痰浊所致小便不畅、排尿不净等症,善除膀胱宿脓恶水,配伍海藻、昆布、乌药、泽泻、皂角刺等,用于慢性膀胱炎、腹部恶性肿瘤等。

《开宝本草》:主诸风,宣通五脏,去腹内冷滞,心膈痰水,久积癥瘕,痃癖气块,膀胱宿脓恶水,腰膝冷疼及疗折伤。

用量:30g。

蚕砂
性味归经:辛,温。归脾、胃经。

用药脉象特征:右关湿,右尺湿,双尺下湿。

功效:祛风除湿止痒,和胃化浊。

应用:用于湿浊困脾,湿阻经络,一身重痛,下肢沉重以及湿郁肌肤、皮肤痒疹等,配伍路路通、白术、苍术等。

使用注意:入汤剂宜包煎。

用量:15~20g。

防己

性味:苦、辛,寒。

用药脉象特征:左尺滑湿,双尺下滑湿。

功效:清利下焦湿热,善除下焦血脉中湿热之邪。

应用:用于湿热下注所致的下肢酸痛,多配伍薏苡仁、黄柏、泽泻、地龙等清热除湿之品。

用量:15~30g。

海桐皮

性味:苦,平。

用药脉象特征:右尺弦。

功效:祛风除湿,通络止痛。

应用:本品能祛风湿、通经络、止痹痛,可用于腰胯疼痛,配伍独活、桑寄生、牛膝等。

用量:30g。

舒筋活络药

木瓜

性味归经:酸,温。归脾经。

用药脉象特征:右寸浮弦(属肩背肌肉酸困者),双尺下弦、弦湿。

功效:舒筋活络,和胃化湿。

应用:本品为舒筋活络要药,又能除湿,用于风湿痹痛、脚气肿痛、筋脉拘挛等,配伍伸筋草、白芍等。治项强筋急、不能转侧,配伍羌活、姜黄等。

用量:15~20g。

伸筋草

性味:苦、辛,温。

用药脉象特征:双尺下弦、弦紧。

功效:祛风散寒,舒筋活络。

应用:本品常用于下肢尤其是小腿受寒所致抽筋,有散寒舒筋之功。

用量:15~30g。

海风藤

性味:辛、苦,微温。

用药脉象特征:右尺浮弦紧,双尺下弦紧。

功效:祛风湿,通经络。

应用:用于腰腿部风寒湿痹、关节不利、腰膝疼痛、筋脉拘挛等,多与独活、木瓜、制附子等药物配伍。

用量:15g。

青风藤

性味:辛、苦,温。

用药脉象特征:尺下弦紧。

功效:祛风散寒,通络止痛。

应用:用于腰膝关节寒凝所致腰痛,膝关节、踝关节肿痛等风寒痹证。尤其对有关节肿痛者效佳。

用量:15g。

桑枝

性味归经:苦,凉。归心经。

用药脉象特征:左寸滑。

功效:清热祛风通络。

应用:本品有清热祛风通络、通利关节的作用,用于上肢酸痛、手指麻痹偏热郁阻络者。

用量:30~60g。

络石藤

性味:苦,微寒。

用药脉象特征:内上滑,双尺下滑。

功效:清热通络,凉血消痈。

应用:①用于下肢热邪阻络所致下肢酸胀、足底发热、关节疼痛等,配伍防己、地龙、忍冬藤等。②用于喉痹肿塞、痈疽疮肿等,配伍玄参、牛蒡子、野菊花等。

《神农本草经》:主风热,死肌,痈伤,口干,舌焦,痈肿不消,喉舌肿,水浆不下。

用量:15~30g。

丝瓜络

性味归经:甘,平。归肝、胆经。

用药脉象特征:左关弦滑、弦滑涩,左寸关相接脉涩、弦涩。

功效:疏肝理气,活血通络。

应用:用于肝郁气滞,肝火内郁,经络不畅所致胸胁疼痛、心下刺痛等,多与郁金、白芍等配伍。

用量:15~30g。

路路通

性味:辛、苦,平。

用药脉象特征:左尺湿,右尺湿,双尺下湿。

功效:祛湿通络,下乳。

应用:①用于湿邪阻络所致月经错后、延期,淋漓不净等症,配伍泽泻、艾叶、乌药等。②用于湿邪困脾,食欲不振,产后乳少,配合温中健脾开胃中药,有祛湿通乳的功效。③用于风疹瘙痒因湿邪内蕴者,有祛湿止痒之效,可与蚕砂、露蜂房、徐长卿等配用。④用于湿邪内蕴所致下肢酸沉、周身乏力等,有祛湿通络的功效。

用量:20g。

祛风湿强筋骨药

骨碎补

性味归经:苦,温。归肾经。

用药脉象特征:右尺弦、弦紧、弦涩。

功效:补肾,接骨,活血。

应用:①用于肿瘤患者伴见骨转移,有一定的抑制骨破坏、止痛的作用。②用于骨折患者,有促进骨愈合的功效。

用量:30g。

续断

性味归经:苦,温。归肾经。

用药脉象特征:右尺弦、弦涩。

功效:补肝肾,强筋骨,止血,安胎,通利血脉。

应用:本品能补肝肾,强筋骨,通利血脉,固冲任;适用于冲任不固的崩漏及妊娠下血、胎动不安等,常配伍桑寄生、杜仲等。

《神农本草经》:主伤寒,补不足,金疮,痈疡,折跌,续筋骨,妇人乳难……久服益气力。

用量:15~30g。

桑寄生

性味:苦,平。

用药脉象特征:右尺弦、弦紧。

功效:祛风寒,补肝肾,养血安胎。

应用:①用于风寒客于腰府所致腰酸、腰痛、易疲劳,有祛腰府风寒之功,多与独活、杜仲、牛膝等同用。②用于肝肾虚损、冲任不固之胎动不安、胎漏及崩中等,能养血安胎、固冲止崩,常与续断等配伍。

《神农本草经》:主腰痛,小儿背强,痈肿,安胎,充肌肤,坚发齿,长须眉。

用量:30g。

狗脊

性味归经:苦、甘,温。归肾经。

用药脉象特征:右寸浮弦,右尺浮弦。

功效:祛风湿,补肝肾,强腰脊。

应用:适用于腰脊背部风寒湿日久、腰脊背部酸痛等,常与羌活、细辛、藁本等同用。

《神农本草经》:主腰背强,关机缓急,周痹,寒湿膝痛。

用量:15~30g。

收敛止血药

仙鹤草

性味归经:苦、涩,平。归脾、肺经。

用药脉象特征:右关弱,右寸弱。

功效:收敛止血,益气。

应用:广泛用于气虚气不统血所致衄血、咯血、吐血、便血、尿血及崩漏等,常与黄芪、党参、血余炭等同用。

用量:30~60g。

白及

性味归经:苦、甘、涩,微寒。归胃经。

用药脉象特征:右关弦。

功效:收敛止血,消肿生肌。

应用:多用于胃出血,以研粉冲服为佳。

使用注意:反乌头。

《神农本草经》:主痈肿,恶疮,败疽,伤阴,死肌,胃中邪气,贼风……痹缓不收。

用量:10~15g。

血余炭

性味:苦,平。

用药脉象特征:左尺涩。

功效:止血消瘀,补阴利尿。

应用:多用于血淋、崩漏。本品止血兼能消瘀,治崩漏下血,常与蒲黄等同用。

用量:15~30g。

凉血止血药

小蓟

性味归经：甘，凉。归肺、膀胱经。

用药脉象特征：右寸滑，左尺滑。

功效：凉血止血，消散痈肿，利尿。

应用：①长于治尿血，多与蒲黄、大蓟、血余炭配伍。②可用于肺热咳血，可与侧柏叶、白茅根等同用。

使用注意：不宜久煎。

用量：15g。

大蓟

性味归经：甘，凉。归肺、膀胱经。

用药脉象特征：右寸滑，左尺滑。

功效：凉血止血，消散痈肿。

应用：①与小蓟相似，用于血热妄行所致的出血证。②消散痈肿疮毒之力优于小蓟，用于肺热咳血、咳吐黄痰，多与儿茶、侧柏叶等配伍。

用量：15~30g。

凌霄花

性味归经：凉。归肝经。

用药脉象特征：左关滑涩。

功效：凉血活血，止痒。

应用：用于肝火内扰、血热血瘀所致的皮肤瘙痒。

用量：30g。

化瘀止血药

蒲黄

性味归经：甘，平。归肝经。

用药脉象特征:左尺弦涩。

功效:止血,活血,利尿。

应用:①广泛用于尿血、崩漏等出血症伴有瘀血者,有活血止血的功效。②蒲黄有收缩子宫的作用,用于治疗产后子宫收缩不良的出血,效佳。③用于脘腹疼痛、产后血瘀腹痛及痛经等,有活血止血止痛的功效,常与五灵脂同用,如失笑散。

使用注意:孕妇慎用,布包煎。

《神农本草经》:主心腹膀胱寒热,利小便,止血,消瘀血。

用量:10~15g。

茜草根

性味归经:苦,寒。归肝经。

用药脉象特征:左关滑、弦滑,左尺滑、弦滑涩。

功效:凉血止血,活血祛瘀。

应用:用于肝火内扰所致各种血热血瘀出血,尤以血热崩漏多用,有凉血活血止血的功效。

《神农本草经》:主寒湿风痹,黄疸,补中。

用量:15~30g。

温经止血药

艾叶

性味归经:苦、辛,温。归肝经。

用药脉象特征:左尺弦湿、弦紧湿。

功效:温经止血,散寒祛湿。

应用:①用于寒湿痹阻所致月经过多、崩漏及妊娠下血等,有温经祛湿止血的功效,常与炮姜、乌贼骨同用。②外用可治寒湿所致皮肤湿疹瘙痒,多与苍术、蚕砂、防风等煎汤熏洗。

用量:10~15g。

炮姜

性味归经:苦、涩,温。归脾经。

用药脉象特征:左尺弦紧,右关弦弱。

功效:温经止血,温中止痛。

应用:用于脾胃虚寒,小腹受寒所致便血、崩漏之证,效佳。

用量:10~15g。

活血祛瘀药

川芎

性味归经:辛,温。归肝经。

用药脉象特征:寸上一部弦、弦紧。

功效:活血行气,祛风止痛。

应用:用于头面部感受风寒之邪引起的头痛、耳鸣、鼻塞等,能活血行气散头面部风寒之邪,多与荆芥穗、细辛、白附子等药配伍。

使用注意:孕妇慎用。

《神农本草经》:主中风入脑,头痛,寒痹,筋挛缓急,金疮,妇人血闭。

用量:15~30g。

丹参

性味归经:苦,微寒。归心经。

用药脉象特征:左寸涩。

功效:活血祛瘀,除烦安神。

应用:用于心血瘀滞所致胸痛、胸闷、夜寐不安等症,常配伍桃仁、枳壳等同用。

使用注意:反藜芦。

《神农本草经》:主心腹邪气……寒热积聚,破癥,除瘕,止烦满,益气。

用量:15~30g。

牛膝

性味归经:苦、酸,平。归肝、肾经。

用药脉象特征:怀牛膝,右尺弦,尺下弱;川牛膝,左尺滑涩。

功效:强筋骨,利腰膝,通淋涩。

应用:①用于腰膝关节疼痛、屈伸不利等。怀牛膝能强筋骨、利关节,长于治下半身腰膝关节疼痛,多与杜仲、桑寄生、木瓜等同用。②用于淋病尿血、尿道涩痛等。川牛膝有利尿通淋之效,常与木通、琥珀等同用。

使用注意:孕妇,月经过多者忌用。

《神农本草经》:主寒湿痿痹,四肢拘挛,膝痛不可屈伸。逐血气,伤热,火烂,堕胎。

用量:怀牛膝 30g。川牛膝 15~30g。

红花

性味:辛,温。

用药脉象特征:寸上一部涩,左尺弦涩。

功效:活血祛瘀,通经。

应用:①主要用于痛经,血滞经闭属瘀血阻络者,有活血祛瘀通经之效。②用于头部瘀血刺痛。

使用注意:孕妇忌用。

用量:6~10g。

桃仁

性味归经:辛、苦,平。归心、肝、肺、大肠经。

用药脉象特征:寸上一部涩,左寸涩,左关涩,左尺涩,右寸涩,右尺涩。

功效:活血祛瘀,润肠通便。

应用:①用于血瘀经闭、痛经、胸痛、头痛等,常与红花、五灵脂等药合用。②血瘀伴有大便不畅者,有活血润肠通便作用。

使用注意:孕妇忌用。

《神农本草经》:主瘀血、血闭瘕、邪气,杀小虫。

用量:10~15g。

姜黄

性味归经:辛、苦,温。归肝、脾经。

用药脉象特征:左关弦涩,右关弦涩,右寸浮紧涩。

功效:破血行气,通经止痛。

应用:①用于肝气犯胃、气滞血瘀所致胸胁刺痛、胃胀疼痛,效佳。②治肩背臂受寒日久,寒凝血瘀所致肩背臂酸痛、刺痛,有活血通络功效,常与羌活、木瓜等配伍。

使用注意:孕妇慎用。

用量:10~15g。

郁金

性味归经:辛、苦,寒。归肝经。

用药脉象特征:左关弦滑涩。

功效:祛瘀止痛,行气解郁,凉血清心,利胆退黄。

应用:①用于肝郁化火,血脉郁滞,火邪扰心所致胁肋胀痛或刺痛、心下痛、心烦、多梦、或夜难入寐、胸闷等症,常与栀子、牡丹皮、龙骨、牡蛎、白芍、川楝子等配伍。②用于黄疸属肝经火郁或湿热者,有利胆退黄的作用,配以茵陈、栀子、枳壳、丝瓜络等。

用量:15~30g。

乳香

性味归经:辛、苦,温。归肝、脾经。

用药脉象特征:右关弦涩,左尺弦涩,右尺弦涩。

功效:活血止痛。

应用:①用于血瘀气滞的脘腹疼痛等。乳香活血止痛作用良好,兼能行气,适用于气血凝滞疼痛之证,同没药合用,能增强活血止痛功效,效佳。②用于腰椎间盘突(膨)出症,属寒凝瘀血腰痛者,配合没药、当归、白芍、独活、桑寄生、制附子等,能增强活血止痛通痹之效。

用量:10g。

没药

性味归经:苦,平。归肝、脾经。

用药脉象特征:右关弦涩,左尺弦涩,右尺弦涩。

功效:活血止痛。

应用:同乳香。

用量:10g。

五灵脂

性味归经:咸,温。归肝经。

用药脉象特征:左关弦涩,左尺弦涩,右关弦涩。

功效:活血化瘀止痛。

应用:用于肝气郁滞血瘀所致胃痛、腹痛、痛经、胁肋胀痛等症,能通利血脉而散瘀止痛,常与蒲黄、延胡索等配伍,效佳。

使用注意:布包入煎。

用量:10~15g。

三棱

性味归经:辛,苦,平。归肝、脾经。

用药脉象特征:左尺弦涩。

功效:活血祛瘀,行气止痛。

应用:本品有活血祛瘀作用,又能行气止痛,适用于腹部癥瘕、腹部胀痛等血瘀气滞之证,常与莪术同用,但作用较弱,见效慢。

用量:15~30g。

水蛭

性味:辛、咸,平。有小毒。

用药脉象特征:左尺弦涩。

功效:破血逐瘀。

应用:用于瘀血阻滞的经闭、癥瘕积聚等,服用桃仁、红花无效者,改用水蛭,可见速效。

使用注意:孕妇忌用。

《神农本草经》:主逐恶血,瘀血,月闭,破血瘕,积聚……利水道。

用量:6~10g。

土鳖虫

性味:咸、辛,寒。

用药脉象特征:左尺涩,尺下涩,右尺缓滑浮涩,尺下涩。

功效:破血逐瘀,续筋接骨,止痛。

应用:①用于瘀血阻滞的经闭、癥瘕等,作用与水蛭相似。②用于骨折伤损,有续筋接骨、疗伤止痛的作用,常与骨碎补、续断等配伍。③用于腰椎间盘突(膨)出症腰痛有瘀血非受寒者。

土鳖虫性寒,用于热证瘀血腰痛;寒证瘀血腰痛多用乳香、没药。

《神农本草经》:主心腹寒热洒洒,血积,癥瘕,破坚,下血闭。

用量:10~15g。

抗 肿 瘤 药

莪术

性味归经:辛、苦,温。归肝、脾经。

用药脉象特征:左关弦,左尺弦,右关弦。

功效:行气止痛。

应用:用于肝郁气滞,肠胃气滞,腹部胀痛及癥瘕痞块等,常与三棱、木香等配用。

脉象发现,三棱、莪术的破气破血作用并不显著,且见效慢。

使用注意:孕妇忌用。

用量:15~30g。

山慈菇

性味:苦,平。有毒。

用药脉象特征:左关滑,左关弦滑。

功效:解毒,散结。

应用:主要用于肝郁或肝郁化火所致的乳腺癌。

使用注意:药学书中记载,本品大量久服可引起胃肠道不良反应、多发性神经炎、白细胞减少等。

用量:10~15g。

露蜂房

性味:辛,平。有毒。

用药脉象特征:寸上弦,右关弦。

功效:攻毒,祛风,止痒,通鼻窍。

应用:①主要用于乳腺癌、胃癌、鼻咽癌等,多与其他解毒攻毒、散结软坚等药配合,如全蝎、僵蚕、山慈菇、白芷等。②用于恶疮痈疽、乳痈、瘰疬,以及疮癣痒疹、鹅掌风。③用于头面受寒所致的慢性鼻炎、鼻窦炎,有祛风散寒通窍之功。

《神农本草经》:主惊痫,瘛疭,寒热,邪气,癫疾……肠痔。

用量:10~15g。

蛇莓

性味归经:微苦,寒。归肺经。

用药脉象特征:右寸滑。

功效:清热解毒,止咳,止血。

应用:①用于肺癌肺热咳血,常与龙葵、儿茶等配用。②用于咽喉肿痛。

用量:15~30g。

龙葵

性味归经:微苦,寒。有小毒。归肺经。

用药脉象特征:右寸滑。

功效:清热解毒,活血消肿,利尿。

应用:用于肺热肺癌伴见胸水者。

使用注意:药学书记载,本品过量服用可引起头痛、腹痛、呕吐、腹泻、瞳孔散大、精神错乱,并有溶血作用。

用量:15~30g。

藤梨根

性味归经:甘、酸,寒。归胃经。

用药脉象特征:右关弦滑。

功效:清热解毒。

应用:主要用于胃癌属胃热者。

用量:15g。

止 痛 药

延胡索

性味归经:辛、苦,温。归肝、脾经。

用药脉象特征:左关弦涩,左尺弦涩,右关弦涩。

功效:活血行气,止痛。

应用:本品有活血行气止痛作用,用于肝郁气滞、血脉郁滞所致的胃痛、腹痛、胁肋痛、痛经等多种疼痛。

用量:10~15g。

徐长卿

性味:辛,温。

用药脉象特征:右尺脉弦。

功效:止痛,祛风,止痒。

应用:①本品的止痛和祛风作用较强,主要用于风湿关节痛、腰痛。②能祛风止痒,用于风疹、皮肤瘙痒等,可内服或外搽。

用量:30g。

补 气 药

人参

性味归经:甘、微苦,平。归心、脾经。

用药脉象特征:左寸弱,右关弱。

功效:补益心脾,安神。

应用:补益心脾,用于气短、心悸、神疲乏力、睡眠轻浅等,为补心脾气虚的要药。

长期服用,停药后有人参戒断症状出现,会感觉疲劳、乏力,一般需要 1~2 个月,可自行缓解消失。

使用注意:反藜芦。

《神农本草经》:主补五脏,安精神,定魂魄,止惊悸,除邪气,明目,开心益智。

用量:10~15g。

西洋参

性味归经:苦,凉。归心经。

用药脉象特征:左寸滑弱。

功效:清心益气。

应用:心悸,气短,伴见心烦、心慌,属心气不足、虚火扰心者。可泡水当茶饮。

用量:10~15g。

党参

性味归经:甘,平。归脾、胃经。

用药脉象特征:右关弱。

功效:补中益气。

应用:主要用于脾气虚所致病症,常与黄芪、白术等配用。

用量:10~30g。

五味子

性味归经:酸、甘,温。归肺、心经。

用药脉象特征:左寸弱、滑弱,右寸弱、滑弱。

功效:益气生津,养心敛肺,收敛固涩。

应用:用于心肺气阴两虚所致的体倦多汗、短气心悸、口干等,以及气虚喘咳,常与百合、生地、南沙参、浮小麦等配伍。

《神农本草经》:主益气,咳逆上气,劳伤羸瘦,补不足,强阴,益男子精。

用量:6~15g。

黄芪

性味归经:甘,微温。归肺、脾经。

用药脉象特征:右寸弱,右关弱。

功效:补气升阳,益卫固表,托毒生肌,利水退肿。

应用:①用于肺脾两虚、气虚所致的倦怠乏力、短气多汗,配白术、防风、浮小麦等,如玉屏风散。②用于气虚,疮痈脓成不溃,或溃破后久不收口,本品能补气托毒生肌。

《神农本草经》:主痈疽,久败疮,排脓止痛,大风癞疾,五痔,鼠瘘,补虚,小儿百病。

用量:15~120g。

白术

性味归经:苦、甘、温。归脾、胃经。

用药脉象特征:右关弱、湿弱。

功效:补脾益气,祛湿止汗。

应用:①主要用于脾胃虚弱所致的饮食减少、脘腹虚胀、倦怠乏力等,常与党参、茯苓、陈皮等合用,如五味异功散。②用于脾虚湿困所致多汗,局部汗出或上半身汗出或头颈汗出,有健脾祛湿止汗的功效。③用于脾虚或脾虚湿困或脾虚肠胃痰湿所致的便秘、大便黏滞不畅、腹泻、大便干结等。

通便用量宜 60~90g,脾虚配伍火麻仁、厚朴;脾虚湿困,配伍厚朴、薏苡仁、大腹皮;脾虚肠胃痰湿,配伍半夏、厚朴、薏苡仁,重者配伍干姜、玄明粉等,饭前 20 分钟口服。

此外,可用于脾虚所致的胎动不安。

用量:10~90g。

山药

性味归经:甘,平。归脾、胃经。

用药脉象特征:右关弱。

功效:健脾滋阴。

应用:用于脾胃虚弱,脾阴不足,食少倦怠,便溏久泻。

《神农本草经》:主伤中,补虚羸……补中,益气力,长肌肉。久服耳目聪明。

使用注意:在南方服用本品,有助脾湿生痰之弊,故在南方不宜食用。胃酸多者忌用。

用量:15~30g。

扁豆

性味归经:甘,温。归脾、胃经。

用药脉象特征:右关湿。

功效:健脾化湿。

应用:本品为甘淡温和的健脾化湿药,主要用于脾胃虚弱、饮食减少、便溏腹泻等症,作用较弱,南方多用煲汤祛湿。

使用注意:蚕豆病患者禁用。

用量:15~30g。

大枣

性味归经:甘,平。归胃经。

用药脉象特征:右关弱。

功效:补脾益胃。

应用:为调补脾胃的辅助药。大枣味甘甜,久服易生痰碍胃,影响食欲,多需配伍陈皮。其为胃药,无补血之功,非社会流传有补血功效。

用量:3~10g。

甘草

性味归经:甘,平。归肺经。

用药脉象特征:右寸痰。

功效:止咳,缓和药性。

应用:①有祛痰止咳之功,其性平和,可用于多种气喘咳嗽。②用于腹中挛急疼痛,与芍药配伍,能显著增强疗效,如芍药甘草汤。③本品味甘,加入中药汤剂中能起到矫味作用。④本品味甘,脉象发现,无助湿生痰之弊。

使用注意:反甘遂、大戟、芫花、海藻、昆布。

《神农本草经》:主五脏六腑寒热邪气,坚筋骨,长肌肉,倍力,金疮,尰,解毒。

用量:10g。

炙甘草

性味归经:甘,微温。归心经。

用药脉象特征:左寸弱。

功效:补益心气。

应用:①炙甘草用于心气虚之心悸怔忡、脉结代等。本品能补心气,对于心气虚,心阳不振,心悸、脉结代等,常用为要药,每与桂枝配伍。心气虚,心火偏盛者,配伍牡丹皮、栀子或黄连。②本品味甘,脉象发现,无助湿生痰之弊。

使用注意:反甘遂、大戟、芫花、海藻、昆布。从脉位分析,炙甘草、甘草脉位在上焦心肺,海藻、昆布脉位在左尺脉小腹,二者互不影响,临床合用之,未见不适反应。

用量:15~30g。

补 阳 药

补骨脂

性味归经:辛、苦,大温。归肾、脾经。

用药脉象特征:右关弱,右尺弱。

功效:温补脾肾。

应用:用于脾肾阳虚所致畏寒肢冷、食欲不振、便溏等。

用量:10~15g。

蛇床子

性味归经:辛、苦,温。归肾经。

用药脉象特征:左尺弦紧湿。

功效:温阳燥湿,杀虫止痒。

应用:①用于小腹寒湿所致白带阴痒,或阴囊湿疹,疮癣瘙痒等,可与花椒、艾叶等煎水洗。②用于小腹寒湿所致阳痿,有温阳除湿、兴阳的功效。

《神农本草经》:主妇人阴中肿痛,男子阴痿,湿痒,除痹气,利关节……恶疮。

用量:15~30g。

淫羊藿

性味归经:辛,温。归肾经。

用药脉象特征:右尺弱。

功效:补肾壮阳。

应用:用于肾阳虚衰所致的腰膝酸软、畏寒肢冷、阳痿、性欲冷淡等,单用有效或与仙茅、巴戟天等配伍。

《神农本草经》:主阴痿,绝伤,茎中痛,利小便。益气力,强志。

用量:15~30g。

仙茅

性味归经:辛,温。归肾经。

用药脉象特征:右尺弱。

功效:补肾阳。

应用:适用于肾阳不足、命门火衰所致的腰膝酸软、畏寒肢冷、性欲低下、阳痿等,常与淫羊藿配伍。

用量:10~15g。

山茱萸

性味归经:甘、酸,温。归肝经。

用药脉象特征:左关弦弱,左尺下弦弱。

功效:补肝疏肝,舒筋缓急。

应用:适用于肝血不足、肝气不舒、筋脉失养所致的左下肢酸软或突然左腿软跌倒,因情绪波动、肝郁气滞者,有疏肝行气、活络柔筋的明显功效,常与熟地、枸杞、白芍、鸡血藤等配伍。

用量:15~30g。

杜仲

性味归经:甘,温。归肾经。

用药脉象特征:右尺弦,右尺下弦弱。

功效:补肾壮腰膝,安胎。

应用:①用于肾阳不足、寒客腰府所致的腰膝酸痛、下肢痿软等,有补肾壮腰的功效。②用于以上原因所致胎动不安、腰痛欲坠者,以之与续断配伍。

《神农本草经》:主腰脊痛,补中,益精气,坚筋骨,强志,除阴下痒湿,小便余沥。

用量:15~30g。

肉苁蓉

性味归经:甘、咸,温。归肾、大肠经。

用药脉象特征:右尺弱。

功效:补肾阳,润肠通便。

应用:本品有温补肾阳、润肠通便的作用,主要用于肾阳不足,畏寒肢冷,伴大便不畅或大便干燥者。

《神农本草经》:主五劳七伤,补中,除茎中寒热痛,养五脏,强阴,益精气。

用量:20~30g。

补 血 药

当归
性味归经:甘、辛,温。归肝经。

用药脉象特征:左关弦弱,弦涩弱。

功效:补血活血,润肠通便。

应用:①适用于肝血虚所致的月经量少、眼睛干涩、脱发等,常与熟地、白芍等配用,如四物汤。②本品剂量超过30g,有滑肠通便的作用。

《神农本草经》:主……妇人漏下,绝子。诸恶疮疡,金疮。

用量:10~30g。

阿胶
性味归经:平。归肝经。

用药脉象特征:左关弱。

功效:养血止血,安胎。

应用:①用于月经量多、淋漓不净,有养血止血功效。②用于肝血亏虚所致先兆流产,配合艾叶等有止血安胎作用。肝血亏虚与西医孕酮低相关。

当归养血活血,用于月经量少;阿胶养血止血,用于月经出血量多。

使用注意:烊化。

用量:10~15g。

鸡血藤
性味归经:辛、甘,温。归心经。

用药脉象特征:左寸弱,左尺下弦弱。

功效:补血行血,舒筋活络。

应用:①用于心气不足、气血郁滞所致胸闷、气短、下肢无力等症,有行血以助心气条达之功。②用于肢体麻木、腰膝酸痛、风湿痹痛等属气血不畅证,有养血行血、舒筋活络的作用。

用量:15~30g。

熟地

性味归经:甘,微温。归肝、肾经。

用药脉象特征:左关弱,左尺弱。

功效:补血滋阴。

应用:①为补血要药,用于肝血虚诸证,如月经量少、停经或月经量多,眼睛干涩、昏蒙、脱发等,常与当归、白芍、枸杞同用。②用于肾阴亏虚所致腰酸腿软。③本品味甘,脉象发现,无生痰助湿碍胃之弊。

用量:30~60g。

何首乌

性味归经:甘、苦、涩,微温。归肝经。

用药脉象特征:左关弱。

功效:制何首乌补肝健脑,生何首乌解毒。

应用:①本品不寒不燥,亦不滋腻,是一味平补肝肾、精血的药物。本品起效慢,长期服用有乌须发的功效。曾治一女性73岁脑中风患者,服用本品2年余,头发变黑。②用于脑瘤有肝血不足者,长期服用,有健脑的功效。③生何首乌用于瘰疬、疮痈,伴有肝血不足者,有解毒消痈的作用。

补肝肾、益精血用制首乌;解毒用生首乌。

用量:30g。

枸杞

性味归经:甘,平。归肝经。

用药脉象特征:左关弱。

功效:养肝补血,明目。

应用:①用于肝血不足所致的眼睛干涩、视物昏花、视力减退等,配伍熟地、当归、白蒺藜同用。②本品味甘,剂量超过 20g,有生痰助湿之弊,导致食欲下降。

《神农本草经》:久服坚筋骨。

用量:10~15g。

龙眼肉

性味归经:甘,温。归心经。

用药脉象特征:左寸弱。

功效:补益心脾,养血安神。

应用:①主要用于思虑过度所致的心血不足、夜寐易醒、气短、心悸等,常与炙甘草、茯神、柏子仁、炒枣仁等同用。②本品味甘,有助湿生痰之弊,可致痰浊扰心,出现多寐、困倦。

《神农本草经》:主五脏邪气,安志,厌食。

用量:15~30g。

补　阴　药

北沙参

性味归经:甘,寒。归肺经。

用药脉象特征:右寸滑弱。

功效:养阴润肺。

应用:用于肺阴虚或热伤肺阴所致的干咳少痰、咽喉干燥等,有较好的养阴润肺作用。

使用注意:反藜芦。

用量:10~15g。

南沙参

性味归经:甘,微寒。归肺经。

用药脉象特征:右寸滑弱。

功效:滋阴润肺,止咳。

应用:用于肺阴不足,阴虚火旺,症见咽干,咳嗽,效佳。

用量:15~30g。

麦冬

性味归经:甘、微苦,微寒。归心、胃、肺经。

用药脉象特征:左寸滑弱,右关滑弱,右寸滑弱。

功效:养阴益胃,润肺清心。

应用:①适用于食后饱胀、心悸气短症,有通心胃络脉之功。②适用于肺胃阴虚,咳逆痰稠、咽喉不利、口干等,但有助湿生痰之弊,可与半夏同用。

《神农本草经》:主心腹结气,伤中,伤饱,胃络脉绝,羸瘦,短气。

用量:10g。

天门冬

性味归经:甘、苦,寒。归肺、肾经。

用药脉象特征:右寸滑弱,左尺滑弱。

功效:养阴清热,润肺滋肾。

应用:①用于肺肾阴虚所致的肺燥干咳气逆、咽干口渴、咯血等,常与麦冬配伍,如《张氏医通》二冬膏;阴虚肺热、咳嗽咯血者,亦可与生地、沙参等配用。②本品滋阴,北方气候干燥,常用;南方气候潮湿,慎用。

用量:15~30g。

百合

性味归经:甘,微寒。归心、肺经。

用药脉象特征:左寸滑弱,右寸滑弱。

功效:清热滋阴,润肺安神。

应用:本品为一味平和的清热滋阴药,能清心润肺,用于肺燥咳嗽、口干、心烦、多梦等症,常与生地、知母同用。

《神农本草经》:利大小便,补中益气。

用量:30g。

女贞子

性味归经:甘、苦,凉。归肝经。

用药脉象特征:左关滑弱。

功效:滋阴养肝,清热明目。

应用:①用于肝阴不足,性格急躁,肝火偏盛之人,有滋阴养肝、清热明目作用。②对于阴虚阳亢所致的眼睛干涩、急躁易怒、夜寐不安等症,可用本品与熟地、白芍、醋龟甲等配用。

对于肝血不足之人,性格内向者,多伴肝郁气滞,药用熟地、当归、枸杞、青皮等;对于性格外向者,多伴肝火内生,属阴虚火旺,多用熟地、女贞子、龟甲、白芍、川楝子等。

《神农本草经》:主补中,安五脏,养精神,除百疾。

用量:15~30g。

龟甲

性味归经:咸、甘,平。归肝经。

用药脉象特征:左关滑弱,左寸滑弱。

功效:滋阴潜阳,平肝养心。

应用:适用于肝阴不足、阴虚火旺所致的急躁易怒、夜寐不安、心烦多梦、心慌气短等症,有滋阴潜阳、平肝养心的功效。

《神农本草经》:主漏下赤白,破癥瘕,疟疾,五痔,阴蚀,湿痹,四肢重弱,小儿囟不合。

用量:30g。

鳖甲

性味归经:咸,平。归肝经。

用药脉象特征:左关滑弱、弦滑。

功效:滋阴潜阳,软坚散结。

应用:①滋阴潜阳之功与龟甲相似。②能软坚散结,适用于肝阴不足、阴虚火旺所致癥瘕积聚、肝脾肿大等。

滋阴潜阳宜生用,软坚散结则醋炙用。

《神农本草经》:主心腹癥瘕坚积,寒热,去痞,息肉,阴蚀,痔,恶肉。

用量:30g。

青果

性味:酸,凉。

用药脉象特征:内上滑弱。

功效:利咽生津。

应用:用于热郁咽喉、咽干、口干,有利咽生津的作用。

用量:10~15g。

止 汗 药

浮小麦

性味归经:甘,凉。归心、肺、脾经。

用药脉象特征:左寸弱、滑弱,右寸弱,右关弱。

功效:止汗。

应用:用于气虚多汗。

用量:30g。

糯稻根须

性味归经:微甘,平。归肺、脾经。

用药脉象特征:右寸弱,右关弱。

功效:止虚汗,退虚热。

应用:本品具有敛汗作用,适用于气虚自汗。

用量:30g。

止泻、摄涎唾、涩精、止带药

芡实

性味归经:甘、涩,平。归脾、大肠经。

用药脉象特征:右关湿,右尺湿。

功效:健脾祛湿,收涩止泻。

应用:本品能健脾除湿,收涩止泻,可用于脾虚不运、湿邪下注所致的便溏、腹泻之证,常与益气健脾的党参、白术、茯苓等同用。

《神农本草经》:主湿痹,腰脊膝痛,补中,除暴疾,益精气,强志,令人耳目聪明。

用量:15~30g。

肉豆蔻

性味归经:辛,温。归脾、肾经。

用药脉象特征:右关弱,右尺弱。

功效:收敛止泻,温补脾肾,行气。

应用:本品能温脾肾,长于涩肠止泻,适用于脾肾虚寒所致的腹泻、腹胀等,有温阳行气和止泻的双重作用。

用量:10~15g。

益智仁

性味归经:辛,温。归脾经。

用药脉象特征:右关弦弱。

功效:温脾止泻,摄涎唾。

应用:温脾止泻,和摄涎唾,适用于脾阳不振、脾胃虚寒所致廉泉不摄的口涎自流等,效佳。

用量:6~15g。

金樱子

性味归经:涩,平。归肾经。

用药脉象特征:左尺弱。

功效:涩精止遗。

应用:用于早泄,有涩精止遗的功效。患者服用后自述有射精感但精液不能排出,延长了性生活时间。

用量:15~30g。

乌贼骨

性味:咸、涩,微温。

用药脉象特征:左尺湿,弦涩湿。

功效:收涩止血,祛湿止带。

应用:①有收敛止血作用,尤适用于崩漏等出血证,因血热者与茜草根配伍,因寒者与炮姜、艾叶等配伍。②对白带量多,有祛湿止带的作用。

《神农本草经》:主女子漏下赤白经汁,血闭,阴蚀肿痛,寒热,惊气,癥瘕。

用量:30g。

第二节 药物的临床应用

因寒致病用药例

寒有外感、内伤。

外感:环境因素是主要原因。空调、电扇、气候寒冷等,致寒气留置体表经络发病,而久在空调房中,也会伤及人体阳气尤其是损伤脾胃阳气。

所谓内伤,多是由过食生冷、寒凉、绿茶、苦寒药物等所致。南方人习惯饮凉茶,多致损伤脾胃阳气,致脾胃虚寒,面色晦暗,黑眼圈。

头部:寸上一部脉弦、弦紧、弦涩。表现为头痛、鼻炎、耳鸣、耳聋、中耳炎、面瘫等,为寒凝血脉,血脉瘀滞;药物以川芎、荆芥、细辛、全蝎、白附子、桃仁、红花、辛夷、苍耳子、白芷、蜂房等辨证选用。

颈部:寸上二部脉弦、弦紧。表现为颈部拘紧、疲劳酸痛不适,药选羌活、木瓜。

咽部:内上脉弦、弦紧。症见咽干、咽痒、咳嗽、咽痛等,药用化橘红、橘络、荆芥、生姜等。

心:左寸沉、沉弦、沉弦紧。证为心气虚,心阳不振,出现胸闷、气短,药选桂枝。

肝:左关脉、弦紧。可以无症状,或胁肋胀痛,为肝气郁结、凝滞不畅之征,药选吴茱萸。

小腹:左尺脉弦、弦紧、紧涩。症见小腹畏寒喜暖、胀痛、尿频、尿急、尿痛、痛经,药选肉桂、小茴香、川椒、蛇床子等。

左下肢:脉弦、弦紧。症见下肢疼痛,药用肉桂、海风藤、青风藤。

肺:右寸浮弦、浮紧。风寒外袭,背寒、多汗,药用防风、苏叶;无汗,药用羌活、香薷、麻黄。

脾胃:右关弦紧、弦弱、弱。食欲不振、胃胀隐痛,亦可见到脾胃虚寒而食欲亢进者,药用干姜、高良姜、小茴香、檀香、紫苏梗。

大肠:右尺弱。大便溏、大便干,药用补骨脂、肉苁蓉。

腰部:右尺弦、弦紧、弦涩、紧涩。腰部受寒,出现腰痛、腰酸,有腰椎间盘病变者,可伴有下肢麻痛等,药用独活、附子、细辛、桑寄生、徐长卿。脉沉弱,多为肾阳虚,症见腰膝畏寒、性欲下降、阳痿,药选淫羊藿、仙茅、巴戟天、补骨脂等。

右下肢:右尺下脉弦、弦紧。下肢畏寒、疼痛,药用海风藤、青风藤、附子、细辛、木瓜、伸筋草等。

因热致病用药例

热的产生,内热多由情绪变化引起,由肝郁化火,火邪内扰所致。

饮食若喜食、过食辛辣,出现胃火、大肠火。

颈部疲劳,颈筋失和,风热上扰。

火有实火、虚火、虚实夹杂之分,用药要恰当选用。

头:寸上一部,脉滑。颈部疲劳引起头晕、头胀痛,药用蔓荆子、桑叶、菊花。肝火上扰引起头晕、头胀痛,药用夏枯草。

咽喉:内上滑。咽干、咽痛,药用牛蒡子、薄荷、野小菊、白花蛇舌草、石上柏、青果、蚤休、山豆根、板蓝根。

心:左寸滑、滑弱。症见心烦、心慌、多梦或无梦、易睡或难入睡、或思睡难入睡,药用栀子、淡竹叶、连翘、生地、西洋参等。

肝:左关滑、滑弱。情志压抑、易怒,药用川楝子、郁金、女贞子、白芍、柴胡、醋龟甲、醋鳖甲、龙骨、牡蛎等。

小腹:左尺滑。症见尿频、尿急、尿痛,妇科白带色黄、阴痒,药用黄柏、知母、车前草、萹蓄、马鞭草等。

左下肢:左尺下脉滑。症见足底发热或畏寒,药用汉防己、豨莶草、川木通、忍冬藤、络石藤、地龙等。

肺:右寸滑。肺热、咳嗽、口干、口苦,药用黄芩、桑叶、南沙参、沙参、白花蛇舌草、鱼腥草、金荞麦、龙葵、白茅根、桑白皮、石韦。

脾胃：右关滑。症见消谷善饥、饥不欲食、食欲不振、口臭、口疮等，药用芦根、天花粉、知母。

大肠：右尺滑。大便干或大便溏，大肠火，药用大黄、黄连、决明子。

腰部：滑缓。无不适症状或见腰痛因热郁者，药用大黄。

因血虚致病用药例

血虚的原因：

内伤：房事过度，月经量多，导致肝血耗伤。

外因：中医认为，用眼过度，久视伤肝，致肝血不足。

临床症见：眼睛干涩，视物不清，月经量少，闭经，脱发，性功能失调，小儿抽动秽语综合征，易怒或抑郁所引发病症。

血虚多与西医的内分泌失调相关，如性激素、甲状腺素、催乳素等异常有关。

左关脉弱。

月经量多，药用阿胶养血止血；月经量少，药用熟地、当归、白芍、枸杞养血和血。

因瘀血致病用药例

脉为涩，可见弦涩、细涩、紧涩、滑涩、缓涩等。

瘀血原因多见于寒凝血瘀，气滞血瘀，火邪夹瘀，外伤瘀血。

头部血瘀，头部刺痛，因寒者多，药用桃仁、红花、川芎。

咽部血瘀，久咳，咽部脉络瘀滞，药用橘络、桃仁。

心：左寸涩。胸部刺痛，心经瘀血，药用丹参、桃仁。

肝：左关涩。胁肋刺痛，偏热，药用赤芍、郁金；偏寒，药用姜黄、延胡索、五灵脂、合欢皮。

小腹：左尺脉涩。小腹刺痛，选用桃仁、红花、蒲黄、五灵脂、乳香、没药、土鳖虫、水蛭。

肺:右寸涩。无明显刺痛症状,多与其他肺部症状兼夹。肺中瘀血,药用桃仁、赤芍。

背、肩胛:右寸脉浮弦紧涩。肩背痛,药用姜黄。

脾胃:右关涩。症见胃痛、刺痛、隐痛,药用山楂(无胃酸)、五灵脂、姜黄、延胡索、乳香、没药。

腰部:右尺涩。腰痛难忍,药用偏热土鳖虫;寒用制乳香、制没药。

下肢:尺下脉涩。下肢、膝关节或足踝刺痛,药用鸡血藤、川牛膝、桃仁、红花。

因气虚致病用药例

气虚致病有显著的遗传因素,属思虑过度型,心脾两虚,肺气不足,可见气短、心悸、失眠、多汗、乏力等。

脉左寸弱:炙甘草、红参补心气。

脉左寸滑弱:西洋参凉心补气。

脉右寸弱,或右寸弱、右关弱:黄芪补脾肺之气。

脉右寸弱:党参补脾气,白术补脾气。

因气滞致病用药例

气滞多由肝郁,出现咽干、胸闷、太息、胸胁胀痛、胃胀、腹胀、下肢无力、突然跌倒、小便不畅等。

咽部:木蝴蝶、橘络、桔梗。

左寸:枳壳。

左关:青皮、香附、橘核、橘叶、麦芽、吴茱萸。

左尺:乌药、香附、木香、荔枝核。

右关:陈皮、枳实、厚朴、紫苏梗、佛手。

因湿致病用药例

　　湿的出现多与气候因素密切相关。中医认为,天人相应,天湿人湿,当出现身体不适时,为湿邪致病。气候因素引起,运动出汗是人体最好的排湿方法,且运动出汗后会感觉人体疲劳症状减轻。饮食生湿,多见于啤酒、虾(湿热)、蟹(寒湿)。在南方生活要注意戒口,防止湿邪加重,或使原基础病加重,如痛风、皮肤病、过敏性紫癜等。

　　症状多见头昏沉,困倦乏力,多寐思睡,食欲不振,口干,口苦,口臭,口疮,大便黏滞不畅,皮肤瘙痒,下肢酸沉,白带量多,阴痒等。

　　有寒湿、湿热的不同。

　　寒湿:

　　右寸:白豆蔻、苍耳子。

　　右关:草豆蔻、砂仁、藿香、佩兰、茯苓、厚朴、苍术、干姜。

　　右尺:薏苡仁、芡实、淫羊藿、仙茅、独活。

　　左寸:石菖蒲。

　　左关:泽泻。

　　左尺:泽泻、艾叶、蛇床子。

　　尺下:独活、薏苡仁、蚕砂、路路通。

　　皮肤:蚕砂、路路通、防风、徐长卿。

　　湿热:

　　右寸:黄芩。

　　右关:黄连、蒲公英。

　　右尺:大黄、海金沙(肾结石)。

　　左寸:黄连、苦参。

　　左关:龙胆、茵陈、金钱草(胆结石)。

　　左尺:黄柏。

　　尺下:汉防己、豨莶草。

　　皮肤:

　　肺胃湿热:白鲜皮。

心经湿热:苦参。

膀胱湿热:地肤子、萹蓄。

因痰致病用药例

痰的产生由饮食所致。

寒痰:

寸上(头):制天南星。

内上(咽部):化橘红、桔梗。

左寸(心):川贝、远志。

右寸(肺):白前。(白黏痰:旋覆花)

左关(肝):制天南星、白芥子。

右关(胃):半夏、煅瓦楞子(有胃酸者)。

左尺(小腹):海藻、昆布,配伍肉桂。

右尺(大肠):大肠痰浊以玄明粉泻下,寒配伍干姜。

痰热:

寸上(头):胆南星、僵蚕。

内上(咽部):射干、僵蚕、土贝母。

左寸(心):天竺黄。

右寸(肺):瓜蒌、海蛤壳、海浮石、胆南星、前胡;脓痰,冬瓜子仁。

左关(肝):胆南星。

右关(胃):浙贝母。

左尺(小腹):海藻、昆布。

右尺(大肠):大肠痰浊(热)以玄明粉泻下。

左尺下(左下肢):清除肝、小腹痰浊,可消失。

右尺下(右下肢):清除胃、大肠痰浊,可消失。

第三章 论 医

论 气 血

中医认为,思虑过度,劳心伤脾,致心脾两虚,同时导致肺气不足,这是导致气虚的根本。想得多,气虚。

气虚的轻重,与思虑的多寡密切相关。从脉诊分析,左寸、右关、右寸脉弱,其脉象的表现是稳定的,处于静态的,患者自我感觉因人而异,多见气短,有些人活动后明显,心悸、心慌、睡眠轻浅,有动静易醒,部分人醒后难以入睡,或难入睡,部分人会有心律失常、冠心病的出现,但心脏病的出现,多有家族史,无家族史者,很少有心脏病出现;脾虚多有口淡无味,喜食口味偏重食物;肺脾两虚者,可有多汗、易感冒的情况出现,多见于小儿。

中医认为,久视伤肝,其伤在肝血,用眼过度,看得多即血虚。

表现为眼睛干涩,视物疲劳,飞蚊症,脱发,月经量少或停经,情绪失控,急躁易怒或自感压抑难以解脱。血虚即肝血虚,由于肝主情志,血虚血不养肝,肝失柔养,导致肝郁气滞或肝火内扰,致体内气血不畅或气滞血瘀,或火邪内扰,人体内出现动荡变化,引起一系列连锁反应,导致多种病症的发生。所以血虚主肝气动。脉诊为左关弱(血虚)或滑弱(阴虚火旺)。性格内向之人,多主血虚;性格外向、急躁之人,血虚夹火,表现为阴虚火旺,火旺才更会急躁。

想得多气虚,看得多血虚。气虚主静,气虚不会导致人体的波动;血虚主动,血虚可直接导致人的肝气失调,情绪波动,导致气血失和,火邪内扰,血脉郁滞不通等一系列阴阳失衡的变化。益气不能补血,补血不能益气,二者是各自独立的体系。中医传统的"气行则血行"，从脉诊分析，应为气滞而非气虚。

论耳鸣与肾虚肝火无关

　　耳鸣在临床是常见症状，绝大部分除外器质性病变引起，脉诊发现与头部受寒及颈部疲劳密切相关，有西医诊断为颈性耳鸣者。寸上一部可见弦、弦紧、紧涩、滑。见于一侧或双侧，多见于一侧耳鸣者。药用祛风散寒通络法或疏散风热法，可以治愈。脉诊未见肾虚、肝火与耳鸣脉位的关联。

论　头　晕

　　头晕为临床常见病、多发病，接诊患者从 2 岁到各年龄段均可发生。脉诊发现，寸上一部、寸上二部的脉象与头晕关联密切，是头晕辨脉辨证的脉位，即颈部疲劳，导致大脑供血不足，出现头晕，头昏沉，头胀痛，脑鸣，经期头痛，可以伴见恶心欲呕，或恶心呕吐，记忆力下降。头晕与颈部体位有关，当处于某一姿势时头晕即会出现，按摩、适当运动、中药均可有效缓解症状。

　　中医传统的肝阳上亢，肝火上扰，或气虚清阳不升所致头晕，多与高血压或出现低血压所致头晕相关，与颈部疲劳导致供血不足所致头晕有本质不同，临证当严格区分，其治疗用药有根本不同。

论高血压的中医治疗思路

　　中医治疗高血压要遵循中医治疗的原则，依据脉象的变化，高血压的患者，有肝火上扰者，有气血不足者，但有一个共同的特点，就是睡眠不佳。由于睡眠不佳，导致血压的波动、升高，所以中医在辨脉辨证的基础上，安神是有助血压下降的最好方法。睡眠好，身体得到舒缓、放松，血压就会明显改善。

论腰酸痛与肾虚

腰酸痛在临床是最常见的症状。脉诊发现右尺脉对应腰部病症,脉象以弦、弦紧、弦涩、紧涩、湿、痰脉最为常见,提示腰酸痛与久坐、腰部受寒或痰湿内困密切相关,而与肾虚左尺脉弱(肾阴虚)、右尺脉弱(肾阳虚)无关。中药散寒除湿(痰)通络,配合适当的运动,避免腰部受寒,可使症状消失。腰椎间盘突出(膨出)症等,也主要与腰部受寒密切相关。

论中西医治疗思路的不同

从某种意义上可以说,西医治疗的是结果,即依据各项检查结果作出判断并作为诊疗依据,且其治疗的目的是消除或改善这个结果,但引起结果的真正原因有时不明。

中医治疗的目的是将身体调理至动态的阴阳平衡,去除人体得病的一切因素,目的是使人体如何不得病。任何疾病的发生都有其原因,致病因素不除,内环境没有改变,早晚还会复发。

中医注重身体的调整、消除致病因素(治本),西医注重结果的治疗(治标)。中医治疗后注重养生,可无病发生或少发生;西医依靠药物压制疾病,吃药就可以维持,不吃药就会反复发作。中医看病是针对整体的人,人体失调才会得病;西医看病针对的是病,病难除,要长期维持用药。中西医看病思路、方法有本质不同。西药在治病的同时,都会给人体带来或多或少的副作用和伤害,可能病没有治好,副作用已经让人不能承受,所以治病要合理选择中西医,取其长,避其短,客观评价中西医的诊疗。

十八反存疑

十八反中常用药物:半夏、瓜蒌、贝母与附子、乌头;海藻、昆布与甘草。

从脉象分析,瓜蒌脉位在右寸,浙贝、半夏在右关,川贝、炙甘草在左寸,海藻、昆布在左尺,附子(乌头)在右尺、尺下,脉位上互不关联,各司其职,临床合用,脉象所主各部位异常脉象消失,患者自我感觉症状消失,未见不适症状出现。

由此,对十八反要客观看待,不必死守。对前人总结的经验、观点,要客观评价参考,不能作为后世的唯一论据。现代中医论文中,常常引用某位古人的观点作为论据,未必是完全正确的。

论伤寒与六经传变

从脉诊的研究发现,外感风寒,寒邪入里,只是反复受寒,留而不去,脉象是浮中沉取显示弦、弦紧,为受寒日久,但未见寒邪入里化热的现象,其内热多为肝郁化火,火邪犯肺(右寸滑)、扰心(左寸滑)所致,小柴胡汤、栀子豉汤适用。六经表现,并非传变所致,而是身体内在表现与外感同在。风寒外袭胃府,则胃脘胀痛;寒袭小腹膀胱,则会出现尿频、尿急、小腹胀满或小腹胀痛等。即脏腑之寒,非由传变而来,而是寒邪直中。脉象可以反映人的真实世界,不懂脉象,则多是根据症状的推理得出的结论,所以依据脉象的论述,与很多传统的中医理论大相径庭。古之理论,很多由先人推理所得,与人体实际未必吻合,需要理性看待。

论肝主左,脾主右

从脉象分析,部分左下肢病变与肝有关,即情志不遂,导致左下肢突然软弱无力,甚至跌倒,给予疏肝行气、调节情志可治愈;右下肢浮肿、无力,与脾虚痰湿下注有关,通过健脾化痰除湿,右下肢浮肿、无力消失。左下肢脉象与左关左尺脉象一致,左下肢病变需要调肝;右下肢脉象与右关右尺脉象一致,右下肢病变需要调脾。曾治一女性患者,不能行走,下肢浮肿无力,诊其脉,左关、尺、尺下滑,右关、尺、尺下弦腻,为肝火下扰,火郁左下肢经脉,脾胃虚寒,寒湿下注,右下肢寒湿阻络,治疗以疏肝清热、温中健脾、祛湿通络法,症状消失。

论 汗 症

临床因为出汗多而来就诊的患者很多,作为医生,首先要分清楚是生理性多汗还是病理性出汗异常,不可盲目见汗止汗。汗症有多种表现,生理性多汗多与遗传有关,与自身体质有关,与体质虚实无关,也就是说,有些人天生出汗多,有些人天生出汗少,有些人手足汗甚,不需要治疗。气候与出汗有关,北方气候多干燥,人相对不易出汗,汗出多,可能与人体失调有关,也就是病理性出汗,比如阴虚盗汗、气虚自汗等;在南方岭南气候,一年四季湿气不断,人体通过出汗来排除体内湿气。湿气出汗有多种表现,如局部汗出、头颈汗出、半身汗出、胸部汗出、胸背汗出、下肢汗出等。另外,出汗多少还要与自身对比,比如现在出汗比以往出汗增多,就要分析原因,来判定是否是体内失调所致。治疗也有本质不同,北方多止汗,防止汗多伤阴;在南方,多是因湿而出汗异常,人们通过运动出汗来排出体内湿气,运动后出汗会感觉人体轻松,出汗除湿无伤阴之弊。在南方,是通过祛湿来减少汗出,治疗切不可盲目用止汗药,以防湿邪内困,导致身体疲惫,加重病症。病理性汗出,依病而治。南北气候、地域不同,治疗方法迥异。

论脉诊与方剂

通过对"用药脉象特征"的分析,可以归纳出传统方剂对应的脉象特征,现举例分析之。

(1)桂枝汤:左寸弦弱—桂枝、甘草;左关弦—白芍。

(2)小柴胡汤:左关弦、弦滑—柴胡;右寸滑、滑湿—黄芩;右关痰—半夏;右寸浮弦—生姜;右关弱—大枣。

(3)逍遥散:左关弦弱—当归、白芍、柴胡;右关弦弱—茯苓、白术、炮姜；左内上滑—薄荷。

（4）导赤散：左寸滑—生地、淡竹叶、甘草；左尺滑—川木通。

（5）四君子汤：右关弱湿。

（6）四物汤：左关沉弱、弦沉弱、弦涩沉弱。

（7）玉屏风散：右寸浮弦弱，右关弱。

（8）金匮肾气丸：右尺浮紧、弦、紧—附子；左尺紧—肉桂；左关弱或左关尺弱或左尺弱—熟地、山萸肉；左尺湿—泽泻；左寸稍滑—牡丹皮；右关湿弱—茯苓、山药。

（9）平胃散：右关湿、弦湿—苍术、厚朴、陈皮；左寸弱—炙甘草。

（10）黄连解毒汤：左寸滑湿—黄连、栀子；左尺滑湿—黄柏；右寸滑湿—黄芩；右关滑湿—黄连；右尺滑湿—大黄。

（11）吴茱萸汤：左关弦紧—吴茱萸；右关滑湿—黄连或左寸滑湿—黄连。

（12）大承气汤：右关弦、弦湿、弦滑—枳实、厚朴；右尺滑湿或滑痰—大黄、芒硝（玄明粉）。

（13）温脾汤：右关弦弱、紧弱—干姜、红参、甘草；右尺浮紧—附子；右尺滑—大黄，或右尺滑湿—大黄。

（14）小陷胸汤：左寸滑湿—黄连；右寸滑痰—瓜蒌；右关痰—半夏。

（15）《韩氏医通》交泰丸：左寸滑湿—黄连；左尺弦紧—肉桂。

方是药物的组合，方虽如此，实则无方，方随法出，法随证变，随证治之，有此脉，用此药，非某方治某病。

论痰脉的特征及痰的产生与痰致病、中药治疗及痰与炎症

1. 痰脉特征　痰脉其象如痰，指下感知，难以用具体语言来描述其特征。痰有寒痰（白痰）、热痰（黄痰）、黏稠痰（痰黏稠可白、可黄）、脓痰、稀薄痰（痰清稀）、痰多、痰少等，会在指下感触到不同痰脉的特征及变化。

2. 痰的产生　从脉象分析发现痰的产生与脾虚和饮食紧密相

关。脾虚是生痰的前提,甜食是生痰的根源。脾虚之人进食甜食会生痰,如果不吃甜食,则不会生痰,或称脾虚本身不会生痰,但却是生痰的必备条件。脉象所见,脾虚之人进食甜食才会有痰浊的产生,痰浊在体内的停滞部位不同而出现不同的临床表现,而同一部位的痰浊也会出现不同的临床表现。由于脾虚运化能力不足,不能将所生之痰完全或较快地排出体外,致痰浊停留体内,或即刻发病,或积久而发,或外感引发。脾虚之人多与遗传因素相关,属思虑过度、心脾两虚、气虚型的人群。

甜食:从询问所诊患者的饮食状况,结合脉象,判断生痰食物,包括各种糖果、糖制品、巧克力、蜂蜜、咖啡、奶茶、加糖酸奶、奶粉、各种水果、加糖糕点、山药、红薯、番茄、圣女果、加糖酱油、鸡精、面食等。

一是与体质有关,这类人生活在任何地方,进食以上食物,都会生痰;二是与气候有关,南北方气候特点不同,北方四季分明,气候多干燥,部分人在南方进食以上食物会有相应的症状表现、会生痰,在北方进食则无任何不适、脉象亦无痰脉表现。

发病可见于各个年龄段,与性别无关,且发病的临床表现因人而异。

3. 痰致病　痰之所在可及全身各部,但所在部位因人不同而有差异,症状表现各异。依脉象分析,在寸上,在头部,头昏沉闷;在内上,在咽喉,咽部异物感,咽干有痰,咳嗽咳痰,打鼾;左寸脉,在心,则有胸沉闷、沉重感,气短,多寐;右寸脉,在肺,平素感觉疲劳,或无症状,或偶有吐痰,外感时引发则出现痰多,易咳或难咳,或哮喘发作,老年人感冒后多引发肺炎;左关脉,在肝,无自觉症状,偶见右胁胀痛者;右关脉,在胃,食欲不振,无饥饿感,口臭,口干口苦,口腔溃疡,牙龈肿痛,唇炎,眼睑过敏等;左尺脉,在小腹,小便不畅,小便无力,尿不净,小便失禁,或见尿频尿急,性功能下降,包括阳痿、早泄、男女性冷淡,妇科白带异常、量少或无白带,月经延期,淋漓不净,痛经,阴囊湿疹,精子活力下降,盆腔炎,附件炎,输卵管不通,宫颈炎,不孕,不育,慢性膀胱炎,前列腺炎等;在右尺,在大肠,便秘,大便黏滞不畅,便溏腹泻,也有很少人大便正常;在腰府,腰酸困痛;尺下脉,下肢酸沉、沉重、浮肿、抽筋、关节肿痛;脉诊发现左尺下脉(左下肢)痰浊与肝、小腹痰浊相关联,清除肝、小腹痰浊,左下肢痰浊消失;右尺下脉(右下肢)痰浊与右关、右尺脉痰浊密切相关,清除胃肠痰浊,右下肢痰浊也会消失;在全身,可见过敏性紫癜、皮肤痤疮、皮肤疮疖、湿疹、银屑病、荨麻疹、皮肤瘙痒、畏寒或畏热或寒热交替、头颈汗出或局部汗出等,而肿瘤患者痰浊出现多见病情进展,同时痰也是导致肿瘤的主要致病因素之一。

痰致病差异:痰在每个个体的表现并不完全相同,当以脉象的表现为准。可在全身各部,或几个部位并见,也可表现为某一部位,千差万别。相同的痰浊脉象特点,因个体不同临床表现也各异。病种涉及内、外、妇、儿、皮肤病、肿瘤等各科疑难杂症。治疗上也充分显现了"异病同治"的中医法则。尚不知痰在不同部位的原因,"邪之所凑,其气必虚"不能解释这一现象。

4. 中药治疗 从脉象发现,祛痰中药各有其固定的作用脉位,即药物的归经,依痰所在的脉位,选择相应的药物,可以彻底去除痰浊,相应症状消失或改善。

药物祛痰:

寸上(头):寒痰,制天南星;痰热,胆南星、僵蚕。

内上(咽部):寒痰,化橘红、桔梗;痰热,射干、僵蚕、土贝母。

左寸(心):寒痰,川贝、远志;痰火,天竺黄。

右寸(肺):白痰,白前;白黏痰,旋覆花;痰热,瓜蒌、海蛤壳、海浮石、胆南星、前胡;脓痰,冬瓜子仁。

左关(肝):寒痰,制天南星、白芥子;肝经痰热,胆南星。

右关(胃):寒痰,法半夏;痰热,浙贝母。

左尺(小腹):热痰,海藻、昆布;寒痰,配伍肉桂。

右尺(大肠):大肠痰浊以玄明粉泻下,寒配伍干姜。

左尺下(左下肢):清除肝、小腹痰浊,可消失。

右尺下(右下肢):清除胃、大肠痰浊,可消失等。

依痰所在部位不同、寒热不同、是否黏稠等辨脉选用。

治疗时间:因人的体质不同、个体对药物反应的不同、进食甜食时间的长久、痰浊积累的多寡、痰浊所在部位、治疗期间是否严格忌口等因素,治疗时间多在 1~12 个月,然癌症患者可能会治疗更长时间。头部、咽喉、心、肺、胃、肝部位的痰浊相对下焦痰浊较易清除,但哮喘患者肺中黏痰的去除,需要比较长的时间。小腹、大肠、下肢的痰浊见效最慢,多需 2~3 个月甚至 6 个月以上,或更长时间的治疗。中上焦痰浊易清,下焦痰浊尤以小腹痰浊最难清除。中医讲的祛病如抽丝,在痰病上充分体现,周期长,见效慢,药物多苦咸。患者若能坚持,可彻底治愈,或长时间缓解。

由于南北气候的差异,北方食糖者生痰,也较南方易于消除,而南方主要受气候潮湿因素的影响,加重了痰湿祛除的难度,也使治疗周期延长。南方所指为进入广东韶关始,包括新加坡以及东南亚其他地区等,以气候潮湿为主要特点,饮食习惯又以甜食为多,痰湿体质的人非常多见,由此而导致各种疾病的发生,发病率很高。

5. 痰与炎症　与西医检查参考,发现痰与西医的炎症有密切关联,如咽炎、喉炎、支气管炎、肺炎(部分高龄者,因痰浊内蕴,外感引发可致肺炎,甚至呼吸衰竭)、哮喘、胃炎、慢性萎缩性胃炎、幽门螺杆菌阳性西药治疗无效者、慢性肠炎、胃肠息肉、胃肠溃疡、顽固性口腔溃疡,以及急慢性膀胱炎、前列腺炎(增生、肥大)、盆腔炎、附件炎、输卵管不通、宫颈囊肿、宫颈炎、宫颈糜烂、人乳头瘤病毒(HPV)阳性、支原体感染、衣原体感染、皮肤疮疖痈肿、湿疹、荨麻疹、过敏性紫癜、白塞病、风湿性关节炎、类风湿关节炎、强直性脊柱炎、滑膜炎、痛风、肾炎、肾结石等,涉及各种炎症的发生发展。临床发现广州、深圳肿瘤的发生,尤其是肠癌、卵巢癌、宫颈癌、膀胱癌、脂肪肉瘤等与体内痰浊密切相关,治疗过程中的肿瘤患者出现痰浊,病情会进展恶化,所以肿瘤患者必须戒甜食。

进食甜食在人体内生痰,积久之痰与炎症密切关联,也可以讲进食甜食可以导致人体炎症的发生,但炎症不一定有痰。部分患者抗生素治疗后痰浊好转或减少。

本文所述为在广州、深圳所诊患者(包括本地原住人及各国各地在广州、深圳工作的人)的总结,以及在河北诊治患者的体会。医生当根据所在地域的不同、饮食习惯的不同,同时结合身体其他病因病机综合辨证施治。大多数情况下,痰非单一致病因素,多与寒、热、气滞、瘀血、虚等夹杂互见,治疗当以患者的辨脉结果随病因病机变化处方施治。

论不孕症

不孕症已成为门诊接诊的常见病。笔者对 2010—2016 年间门诊接诊的经治疗回访已孕的不孕症患者 100 例总结分析,年龄从 21~43 岁,均为未采取避孕措施 1 年以上未孕者,经试管婴儿 2 次以上失败者,对其发病成因进行分析,归纳分型,并描述了脉象特征。

1. 痰浊内蕴、经脉痹阻型　100 例中,83 例为痰浊内蕴、经脉痹阻,其中试管婴儿 2 次以上失败者 23/83 例。

症见:无白带 76/83 例,或偶有白带 5/83 例,或白带量多 2/83 例,月经不畅,部分人经期有块状物排出,月经延期,淋漓不净,痛经等。

南方气候潮湿,天人相应,有白带是人体对气候的正常反应,是人体排湿的途径;无白带则是痰浊痹阻,也是试管婴儿失败的最主要原因。

痰浊成因:痰浊的产生,一是与体质有关,最常见为心脾两虚型(气虚型)体质,且此类型体质与遗传相关;二是与饮食相关,气虚型体质的人,通过脉诊发现进食以下食物会导致体内有痰浊的脉象出现,包括各种水果、甘蔗、大枣、桂圆、板栗、糖果、糖水、果汁、酸奶、蜂蜜、山药、红薯、南瓜、圣女果、荸荠、加糖酱油、鸡精、加糖糕点、面食、客家甜酒等;三是与气候相关,部分气虚型体质的人,在气候潮湿的南方,进食以上食物,体内有痰浊生成,而在干燥的北方,进食则不会有痰浊产生。其他人则与气候条件无关,无论在何地生活,进食以上食物,体内即生痰。

这部分患者,在治疗的同时,以及孕后 3 个月内,必须严格忌口,以防孕后出现胎停或宫腔积液。

西医检查:输卵管不通 46/83 例(一侧 41/83 例,双侧 5/83 例),

巧克力囊肿 6/83 例,卵巢囊肿 21/83 例,盆腔积液、盆腔炎 52/83 例,检查无异常 10/83 例。

脉象特征:左尺脉指下黏稠凝滞,如指触痰。

2. 肝郁气滞型　100 例中,12 例为肝郁气滞。

症见:月经提前或错后,或月经周期正常,经期腹胀腹痛,或有血、色暗黑,或有血块。

气滞成因:由于怀孕心切,或来自家庭的压力,或部分夫妻过度依赖测排卵期受孕不成,导致精神过度紧张而不孕。

这部分患者,必须调整心态,放松心情,顺其自然,配合药物调治,方可怀孕。

西医检查:部分人彩超监测排卵,发现排卵期卵子成熟但不能排出。

脉象特征:左关弦或弦涩或弦滑,左尺弦或弦涩。

3. 寒凝经脉型　100 例中,5 例为寒凝经脉宫寒型。

症见:手触小腹冷凉,得温则舒,小腹胀,腹痛,痛经。

寒凝成因:小腹受外寒,最多见是在空调环境中生活工作导致。

这部分患者要注意避寒保暖,治疗简单,易于受孕。

西医检查:无异常。

脉象特征:左尺脉弦紧或弦紧涩。

不孕症病例逐年增多,虽然生殖医学技术的进步给很多家庭带来福音,但对失败的病例则缺乏更加合理的解释。中医脉诊可以反映人体的真实世界,通过脉诊发现致病因素,找出发病原因,合理准确地进行治疗,达到治愈的目的。通过以上分析,饮食因素是最主要的原因,其次是情绪的紧张和压力,再次是寒邪外袭。

论男性性功能障碍

性功能障碍包括性欲冷淡、阳痿、早泄,是临床常见病,对男性心理造成很大困惑。通过脉诊发现致病原因,祛除病因,加强自身调护,多可以恢复正常。笔者总结 2013—2016 年间治疗后回访性功能恢复正常的性功能障碍患者 60 例,年龄从 20 岁到 53 岁,分析其发病原因及脉象特征,供大家参考。

1. 辨脉分型

(1) 肝血亏虚、痰浊痹阻型(43/60 例)

症见:性欲冷淡,阳痿,早泄,小便不畅,尿后余沥不净,可伴有阴囊潮湿、瘙痒,困倦乏力,眼睛干涩,或伴有脱发。

脉象特征:左关弱弦或弦滑弱,左尺痰脉。

(2) 肝血亏虚、肝郁气滞型(10/60 例)

症见:阳痿,早泄,眼睛干涩,或伴有脱发,易于紧张。

脉象特征:左关弱弦或弦滑弱,左尺弦或弦紧。

(3) 肝血亏虚、脾肾阳虚型(7/60 例)

症见:性欲下降,眼睛干涩,畏寒肢冷,食欲不振,疲劳乏力,伴或不伴腰酸。

脉象特征:左关弱弦或弦滑,左尺弦,右关弱,右尺弱。

2. 病因分析

(1) 肝血亏虚:中医认为,久视伤肝血。由于现代社会科技的高度发达,人们工作生活离不开电脑、手机,由于久视,出现眼睛干涩、视物疲劳,导致体内肝血亏虚。肝血亏虚,肝失柔养,失于条达,情绪极易波动,出现容易紧张、压抑、郁闷、急躁易怒等情志变化。这种情志变化有时是莫名其妙,自身难以控制,导致性生活过程中也易于紧张而出现阳痿、早泄。

中医认为,肝脉绕阴器,肝气郁滞,肝脉不畅则阴器受阻,举坚不利而发阳痿、早泄。

(2) 痰浊的产生:痰浊的产生,一是与体质有关,最常见为心脾两虚型(气虚型)体质,此类型体质与遗传相关;二是与饮食相关,气虚型体质的人,通过脉诊发现进食以下食物会导致体内有痰浊脉象出现,包括各种水果、甘蔗、大枣、桂圆、板栗、糖果、糖水、果汁、酸奶、蜂蜜、山药、红薯、南瓜、圣女果、荸荠、加糖酱油、鸡精、加糖糕点、面食、客家甜酒等;三是与气候相关,部分气虚型体质的人,在气候潮湿的南方,进食以上食物,体内有痰浊生成,而在干燥的北方,进食则不会有痰浊产生。其他人则与气候条件无关,无论在何地生活,进食以上食物,体内即生痰。

由于痰浊痹阻阴器,导致不举而阳痿,同时由于痰浊内蕴,人体感觉疲劳乏力,无精力体力去想做,导致性欲下降。这部分患者一定要严格忌口,部分人治愈后再进食以上食品,则再次出现性功能障碍。

(3)脾肾阳虚原因:一是过食生冷苦寒食物,包括绿茶、凉茶,导致脾胃虚寒,日久由脾及肾,导致脾肾阳虚;二是在空调、寒冷环境中生活工作,耗伤脾肾阳气,导致脾肾阳虚。

性功能障碍,中医多从肝肾论治,从以上分析可以看出,饮食不当,导致体内痰浊内生所致的性功能障碍更为多见,治疗效果相对缓慢;而肝血亏虚则与工作生活密切相关,治疗简单,但很难治愈,要尽可能减少用眼;脾肾阳虚要避免寒凉,易于治愈。阳痿早泄治从左关尺脉,右尺脉弱肾阳虚亦会导致性欲下降。但性功能障碍多与情绪有密切关系,其他则与体内痰浊内困有关。

从中医角度探讨恶性肿瘤的成因和对中西医治疗肿瘤的思考

笔者总结20多年来诊治恶性肿瘤的经验,通过脉象分析恶性肿瘤的成因,发现有一定的规律性。其中性格、情绪、甜食、体质是最主要的致病因素。中医脉诊可以反映人的真实世界,能够客观地反映人体的生理病理变化,提供可靠的辨证依据。今依据脉象从中医角度阐述形成恶性肿瘤的致病因素和对中西医治疗肿瘤的思考。

1. 性格、情绪与肿瘤　临床研究发现,人的性格特征具有显著的遗传特点,内向型和外向型的性格特征秉承于父母。人的性格特征决定了人的情绪变化,情绪变化是性格特征的外在表现。正常情况下的性格特征对人体疾病的发生不会造成显著影响。当在某种特定条件下,人的情绪长时间得不到舒缓,过度的抑郁(内向型)或暴躁(外向型),会导致人体气血失调,脏腑功能紊乱,机体免疫力失衡,成为导致肿瘤发生的主要致病因素。临床观察发现,绝大部分肿瘤患者,在肿瘤发生前后均有显著的情绪变化,其情绪变化的特点与性格特征密切相关。

导致情绪变化的内在因素和外在因素:

导致情绪变化的内在因素是肝血亏虚。中医认为,肝主情志,当血虚血不养肝,肝失条达,则导致人出现无缘由莫名其妙的压抑或暴躁,情绪易于失控,性格特征充分显露。引起肝血虚的原因,中医认为"久视伤肝",通俗讲,用眼过度,自觉眼睛干涩,视物疲劳,人体内的对应变化是肝血耗伤,导致血虚。中医认为,"发为血之余",部分人会出现脱发,同时肝血亏虚会导致女性月经减少甚至停经(与年龄无关)。从临床总结来看,最普遍的原因是久视电脑、手机,以及看书时间过长、在工厂流水线作业,这种情况已成为社会的普遍现象,给人们的身心造成极大的伤害。

外在因素包括工作环境、工作条件、工作压力、人际关系、家庭关系等,导致情绪长时间压抑或暴躁,得不到合理的发泄和排解,积累日久导致人体功能发生紊乱,机体抗病能力下降,表现出各种疾病,包括肿瘤。

当内外因素同时出现,或单一外在因素,日久则会导致恶性肿瘤的发生。

从接诊的肿瘤患者脉象来看,对于乳腺癌、胃癌、肝癌、甲状腺癌、肺癌等,肝失疏泄、情绪因素是最主要的致病因素。

通过长期临床观察,肿瘤患者的生存期,与性格、情绪密切相关。能够自我调节情绪,心情放松,正确面对生死的人,即使是晚期患者,生存期也明显延长,部分患者或得到治愈,或可长期带瘤生存。而情绪波动的人,在心理疏导下,配合药物治疗可显著延长生存期,但最终会死亡。不能接受现实,过度紧张、压抑、抑郁、暴躁、恐惧之人,即使是早期,即便得到合理的治疗,但机体内环境难以调整到最佳状态,最终也会复发转移,生存期显著缩短。也就是说,情绪既是导致肿瘤发生的主要因素,也是导致肿瘤进展、影响生存期的关键因素。致病因素不除,肿瘤即使得到合理治疗,也难以达到满意的治疗效果,最终还是会复发转移。

性格、情绪决定着患者的生死,所以肿瘤的治疗,不能单纯只针对肿瘤瘤体的研究和治疗,更应该站在人体的整体角度来分析导致肿瘤的客观原因。单纯片面强调药物的功效,总结药物的临床结果是不全面、也是不科学的。

2. 甜食与肿瘤　在接诊的肿瘤患者中发现,很多肿瘤患者均有痰浊脉象出现,显示痰浊的产生与肿瘤的发生、发展有密切关系。

在接诊的患者中,以妇科恶性肿瘤、肠癌、脂肪肉瘤、肺癌、胃癌、食管癌、前列腺癌、喉癌等最多见痰浊脉象。临床观察,中药治疗清除痰浊,患者的症状可以得到显著改善或消失,病情可以得到稳定。

临床研究发现,痰浊的产生,与进食甜食密切相关。对肿瘤患者追问饮食习惯,均有长期喜欢进食甜食的饮食习惯。

根据脉象询问患者的饮食状况,总结生痰的食物包括各种糖果、果汁、蜂蜜、酸奶、各种水果、山药、红薯、南瓜、圣女果、加糖酱油、鸡精、面食等。

同时发现患者静脉滴注葡萄糖溶液也会导致体内痰浊脉象出现,也要引起高度重视。

另外,气候、体质对痰浊的产生也有影响。

气候不同,影响有别:南方多潮湿,北方多干燥。上述食物在南方生痰致病是普遍现象,部分人在北方食用水果则无痰浊产生,但进食含糖食物,还会有痰浊产生,也提示气候对人体的影响。中医看病很注重地域气候的差异对人体的不同影响,非一概而论。

体质不同,结果有异:从中医角度解释,进食甜食生痰,还与个人的体质密切相关。通过对大量患者脉象特点的归类分析,气虚型体质的人进食上述食物最易生痰,而且所生之痰在体内累积,不易被人体自身消化和排出体外。

气虚型体质属心脾两虚、肺气不足,对其产生,中医认为与思虑过度密切相关,喜欢想事情,自觉大脑静不下来,有时自身很难控制。通过研究发现,气虚型体质这一特点,有显著的遗传性。

气虚型体质平素常见的症状有气短,时有心慌、心悸,尤以活动时明显,部分人有睡眠不安,似睡非睡,易醒,醒后难入睡,口淡无味等。

临床发现,同是心脾两虚之人,进食甜食则有痰浊脉象的产生,不喜欢吃甜食的人,则体内无痰浊的脉象。痰浊是甜食所致。

非肿瘤患者,体内的痰浊与炎症密切相关。长期的慢性炎症刺激,可能是发生肿瘤的主要因素之一。

肿瘤患者体内痰浊治疗周期长,与非肿瘤患者相比,痰浊较难去除,一旦去除,即使是中晚期患者,病情可以处于较长期的稳定状态。病情稳定后,如果不忌口,再次进食甜食,痰浊再次出现,则预示疾病的复发或进展,再次治疗效果不如初次治疗的效果明显,部分患者短期内死亡。

由此也得出结论,肿瘤患者治疗需要严格忌口,尤其是甜食,如果不忌口,任何的治疗可能都是无功徒劳的,同样会导致肿瘤的复发、进展。

经西医手术、放化疗治疗后的肿瘤患者,脉诊发现体内的痰浊并没有消失,从中医角度讲,就是形成肿瘤的内环境并没有被消除,西医只是治疗了导致疾病的结果,即中医所讲"治标",而形成疾病的原因并没有根除,所以痰浊体质的肿瘤患者还会复发转移或疾病进展。

中医治疗肿瘤的思路是治疗形成疾病的原因,即"治病求本"。通过以上分析可以看出,如果情绪不调节、甜食不忌口,人体形成肿瘤的内环境得不到改善,即使切除了肿瘤,做了针对肿瘤的放化疗甚至靶向治疗,最终还是会导致肿瘤的复发转移,因为生长肿瘤的土壤没有改变。我本人的中医治疗经验,是运用中药配合心理疏导,以调整肿瘤生长的内环境,扶正祛邪,平衡阴阳,建立不适合肿瘤生长的内环境,来达到抗肿瘤的目的,即以提高自身免疫功能为主,而非针对肿瘤本身的治疗。但这种治疗周期相对比较长,也是肿瘤患者需要中西医结合标本兼治的根本,是中医治疗肿瘤的一大特色。

肿瘤的治疗除注重病理产物的清除外(西医),更要注重形成病理产物的因素(中医),所以在治疗过程中,中医讲的严格忌口、调节情志,是有科学依据的,否则很难达到满意的治疗效果。

影响中医药治疗肿瘤疗效的相关因素

笔者从事中医药治疗肿瘤多年,积累了较丰富的经验。中医药治疗肿瘤的疗效是肯定的,中医强调的是人体整体的阴阳平衡,建立不适合肿瘤生长的内环境,从而达到抑制肿瘤、延缓肿瘤生长、延长生存期的目的,其针对性非肿瘤实体本身的治疗,而是以人体整体调节达到相对平衡为最终目的。表象来看,是生活质量的改善和提高,实际是内在的调节脏腑功能的恢复,依靠激发修复自身的免疫功能,来达到抑制和杀灭肿瘤细胞的目的。中药的靶向即某药治疗某种肿瘤的思路是有违中医辨证治疗原则的,人是在动态变化之中,症状也在动态变化中,治疗也随之变化而变化,逐步趋向于平衡,所谓"方随法出,法随证变",单味药的抗癌治疗也不可能达到整体调节的目的。

笔者擅长通过脉诊了解人体状况,更深地体会了中医治疗肿瘤的真谛——纠偏、平衡。中医治疗肿瘤需要有较长期过程,以及患者的积极配合,才会取得好的治疗效果。

既然中药是整体调节,期望平衡,那么影响中药疗效的相关因素是什么呢?

1. 情志因素 情绪的变化始终贯穿在整个病程中,患者的初诊、每次复诊,都需要时间去做心理的疏导、病状的解释,不断消除患者的顾虑,树立战胜疾病的信心和勇气。多年的经验提示,情绪因素是影响肿瘤患者生存的最直接和最关键因素。从中医角度讲,情志的变化,包括精神的抑郁、急躁易怒等,肝气郁滞、肝火内盛,会出现肝火扰心,心神不安,影响睡眠;肝气犯胃,肠胃气滞,影响食欲,大便不调;其他则会出现头昏、头胀、咽干、咽痛、口干、口苦、全身酸痛等相关症状。当人体睡眠不佳,饮食无味,自身的消耗增加,人体正气受损,机体抗病能力随之下降,而这些症状与肿瘤本身的直接临床表现无关,却可导致机体出现适合肿瘤生长的内环境。

2. 思虑过度 患病后患者焦虑过度,同样影响睡眠、食欲。中医认为,思虑过度,劳伤心脾,会出现夜寐易醒,醒后难以入睡,睡眠质量下降,伴见胸闷、气短、食欲不振、胃胀、神疲乏力等症,耗伤正气,加之情志因素的影响,体内环境的恶化,平衡失调。因此,肿瘤患者吃好睡好是基础。

3. 饮食因素 饮食如中药处方一样,根据人体不同的状况,要有适当的戒口。如火热内盛,禁食辛辣、偏热性的食物,如羊肉、狗肉、辣椒等;偏寒性者,生冷食物当减少,如螃蟹、蜂蜜,加糖类的食品包括饮料、糖水,啤酒当戒口或尽可能少食。临床发现螃蟹寒湿太盛,过食易滞留体内,导致气血不畅;蜂蜜及糖类食品饮料、啤酒等,易使人体生痰生湿,影响肠胃功能。

4. 气候因素 天气的变化对人体会产生影响,也会一过性影响人体的平衡。尤以潮湿为甚,最易影响肠胃功能。在广东2—4月的梅雨季节,肿瘤患者的病症就会明显加重。

5. 运动 适度的运动,有助人体的康复,精神的调节舒缓,包括气功、散步等。最忌闭门不出。

6. 转移注意力,融入社会 根据自身的性格特点,多安排些自己喜欢的生活乐趣,以转移分散注意力,避免过分关注病情,胡思乱想,影响情绪变化。保持乐观向上的情绪,有助于身体的康复。

7. 病情的告知 应根据患者的心理承受力、家属的意见,适度而不是全部告知患者,给患者以信心和希望,同时医生和家属的口径要一致,密切配合,尽最大努力减轻患者的心理负担,同时又使患者能积极配合治疗。过度隐瞒病情,会使部分患者的治疗在病情稳定期停止而前功尽弃。亲人家属也不要过度关心,经常询问病情,给患者造成心理压力,使治疗前功尽弃,临床遇到多例这种情况。

8. 临床经验表明,对医生的信任度也很关键。有病乱投医,自主服用多种药物,不规律治疗,不遵医嘱等也是影响疗效的不利因素。

9. 中医师本身的经验水平。

以上每一种因素对中医治疗成败都有极大的影响。患者自身的调护以及对疾病的认知是决定治疗成败的重要因素,在某种程度上影响药物疗效的发挥。因此,医生应该让患者学会自我调护,告知自我调护对疾病的重大意义,否则单纯药物本身也很难达到预期目的。中药治疗主要是要调节这些相关因素以及肿瘤所致的体内平衡失调。通过脉诊发现,虽然辨证准确,用药得当,但如果患者不能加强自身调护,也很难使机体恢复正常,脉象难以好转。

很多肿瘤的发生,与患者长期的不良嗜好、情绪的长期困扰有关,日久导致人体自身调节修复功能失常而发病,中药只是帮助逆转产生或促使肿瘤生长的不利因素,同时需要患者积极配合,改变不良的生活方式,只有这样综合整体治疗,医患配合,才有可能达到预期目的。片面强调药物疗效是错误的。

皮肤病从痰湿论治

临床发现,绝大部分的皮肤病都与体内痰浊内蕴、湿邪内蕴有关,外发而致湿疹、痤疮、疮疖、荨麻疹、过敏性紫癜、口疮、皮下囊肿、脂肪瘤等。

痰湿的脉位在左寸、左关、左尺、左尺下,右寸、右关、右尺下。痰湿清除,则病愈。

银屑病、牛皮癣则有例外,除饮食外,情绪影响很大。

便秘多由脾虚痰浊

便秘原因很多,但进食甜食,是导致便秘的最主要因素之一。大便干燥,大便先干后稀,大便黏滞不畅、想排排不出,腹痛,腹中不适等患者,进食蜂蜜、红薯、大蕉等通便食物,初起有效,久食反而便秘加重。治疗多以健脾化痰通便法。

白术 60~90g,半夏 15g,陈皮 15g,厚朴 15g,薏苡仁 15g,白芥子 15g。此为基本方,饭前 20 分钟口服。

加减:胃寒,食欲不振,无饥饿感,加干姜 15g;仍有排便不畅,加大腹皮 30g;服药后大便仍无改善,加玄明粉 5~15g(兑服),依每个人对药物的反应不同,选择药量,每日 1 次兑入中药中,饭前 20 分钟口服,以 1 小时内有水样便 2~3 次排出为佳。

失眠从心肝论治

失眠是多发病,给身体和心理带来极大的消极影响。笔者通过脉诊找出失眠的根源,予以阐述。

1. 从心论治　心主神志,主睡眠。心气虚,则出现睡眠轻浅,易醒,难入睡或醒后难入睡,伴或不伴多梦,伴见气短、心悸等症。

心气虚的原因:思虑过度,心脾两虚,而这一特点有显著的遗传特征,也可以讲,失眠有遗传性。通过对失眠家族史的追访,发现失眠具有典型的遗传特征。接诊患者病史从出生开始到 90 岁,各年龄段均有发生,遇到工作生活的原因,可使失眠加重,导致心理负担过重,进一步影响睡眠。告知患者的体质特点和失眠原因,有助于减轻患者的心理压力,也有助于改善睡眠。非神经衰弱、焦虑、抑郁的诊断。

2. 从肝论治　肝主情志,人体情绪的变化,也可以直接影响到睡眠。情志变化是性格特征的外在反映,有内向型和外向型,其导致人体的内在变化有根本的不同。性格特征具有典型的遗传特征。

人的情绪变化除受到工作生活的影响外,肝血(肝阴)亏虚,肝失所养,导致情绪不受控制,也是导致失眠的主要原因。

久视伤肝血,肝血亏虚已是社会的普遍现象,看电脑、玩手机、流水线工作、看书等用眼过度,导致肝血耗伤,出现眼睛干涩、脱发、经少或停经,情绪失控等,进而导致失眠。

性格内向多为气滞,或气郁化火,称为肝血虚,治疗宜养血疏肝或疏肝清火;性格外向多为肝火上扰,也可称为肝阴虚,治疗宜滋阴平肝降火。

所以治疗失眠,以补益心气、养肝血为根本,行气、活血、清火降火、化痰开窍为标,可使睡眠恢复正常。

其他疾病影响睡眠:与睡眠本身无关。

胃不和则卧不安,是胃病导致失眠,治疗胃病即可。

由于各种疾病,如呼吸道疾病(咳嗽、咽炎、哮喘等)、腹泻腹痛、头晕头痛等等,所致失眠,治疗原发病则失眠可愈。

论腕横纹脉与颈部病症的对应关系——附 108 例资料分析

腕横纹脉是指寸脉以上在腕横纹处所诊脉象。临床发现其异常脉象与人体颈部疾病有一定的对应关系,现报告如下。

1. 腕横纹脉脉象特点及相应症状　临床发现,腕横纹脉以不出现为正常,见之则多有临床症状与之相应。常见有弦、弦细、弦紧、细涩、浮缓、缓等。脉象表现与病程长短或症状发作有关,但与年龄无关。

颈部相应的症状有颈部疲劳酸痛、酸沉、得温则舒,疼痛、转动时有声响,伴或不伴有头晕、头沉、恶心、记忆力下降等。

2. 108 例资料分析

(1)一般资料:108 例患者均为门诊患者,均有腕横纹脉表现,其中男性 48 例、女性 60 例,年龄最大 81 岁、最小 2 岁,多为从事脑力劳动伏案或长时间低头作业者,症状多反复发作。

(2)资料分析(表 1~ 表 4)

表 1　108 例患者脉象分析

脉象	弦(弦细)	弦紧	细涩	缓(浮缓)
病例数	41/108(37.96%)	3/108(2.78%)	10/108(9.26%)	54/108(50.00%)

表 2　脉位与病位的对应关系

左脉对应左颈部	左脉对应右颈部	有异常脉象而无相应症状
右脉对应右颈部	右脉对应左颈部	
92/108(85.18%)	5/108(4.63%)	11/108(10.19%)

表 3　脉象与颈椎 X 线片对应关系

	有异常	无异常
病例数	65/86(75.58%)	21/86(24.42%)

注:108 例中有 86 人做了颈椎 X 线片检查,年龄在 23~54 岁。

表4　脉象与椎动脉血流的对应关系

	<100ml/min	≥ 100ml/min
病例数	75/92（81.52%）	17/92（18.48%）

注：108例中有92人做了椎动脉血流超声检查，年龄在21~62岁。

3. 结论　颈部疾病是一个常见病和多发病，从脉诊上判别有无异常对指导临床进一步诊治有一定意义。从资料分析中可以看出，腕横纹脉与颈部疾患有较好的对应关系，脉象有异常而无症状对应的只占10.19%，但临床发现，部分患者虽就诊时无症状，但以后随诊中仍有颈部症状表现。腕横纹脉虽表现不同，但绝大多数均可出现相应的症状，脉位与病位完全相符的占85.18%，脉位与病位错位的占4.63%，脉象异常与颈椎X线片检查阳性率占75.58%，而椎动脉血流异常的阳性率占81.52%，少数患者脉象异常、颈部症状明显，但X线片和椎动脉血流检查均正常。由此可见，腕横纹脉可以作为中医脉诊中判断颈部疾患的一个有效指标，并且有很大的临床实用价值。同时医者可以根据脉象的不同进行辨证分析，指导治疗。弦、弦细、弦紧，多为经脉不畅，寒邪外客；细涩，多为血脉瘀滞或气虚清阳不升，血运不畅；浮缓、缓，多为热邪上扰。依此辨治均可获效。但腕横纹脉只是提示，并不能十分准确地说明颈椎有何种改变，且椎动脉血流是否完全有异常。曾有2例患者在寸脉与腕横纹脉相接处出现短弦、短涩，患者自述第7颈椎有增生改变。

电脑综合征的脉象特点及中医调治

电脑综合征是指久视电脑所出现的以眼睛干涩、颈背酸痛疲劳、头昏头沉头痛、记忆力下降、睡眠不安、疲劳乏力等为主的一系列症状，是导致人体亚健康及/或致病的主要因素之一。发病率高且涉及各年龄段，对人们日常生活造成很大影响。同时在脉象上也反映了相对应的变化，从脉诊可以清楚了解电脑综合征所致的人体内在脏腑筋脉气血的变化，更具针对性地提出中医调治。

1. 电脑综合征的脉象特点及症状

（1）寸上一部（头部）

1）脉滑、弦滑、涩滑、缓：头昏，头胀痛，眩晕，或偏头痛，可伴有恶心、呕吐、耳鸣，多与同侧颈部症状并见，亦有左右脉同时出现者。中医辨脉为风热上扰，脑脉不畅。

2）脉弦、弦紧、弦涩：头昏沉，头痛，或偏头痛，头晕，头部拘紧感，遇寒加重，亦可伴见恶心、呕吐、耳鸣。中医辨脉为寒客脑脉，血脉不畅。

3）亦见有一侧脉弦、脉紧、脉涩，另一侧脉滑者，为一侧冷风吹袭、寒凝脑脉，一侧颈筋失和、风热上扰。

以上多数伴见记忆力下降，少数人可记忆力正常，亦有少数人在颈部转动时突然晕倒、不省人事。

（2）寸上二部（颈部）

1）脉弦、弦紧、短涩：颈部酸痛，得温则舒，遇寒加重。中医辨脉为寒凝筋肉，颈筋失和。

2）脉缓、弦缓：颈部酸痛，疲劳不舒。中医辨脉为颈筋失和。

寸上二部脉象多见于一侧，表现为一侧颈部不适，亦有两侧并见者，表现为双侧颈部疲劳不舒。寸上二部脉象多与寸上一部同侧并见，如右寸上二部弦，右寸上一部滑或弦、紧等，即一侧颈部疲劳引起同侧头部的症状。

（3）右寸浮（中）取（背部）：右寸浮取或浮中取弦、弦紧、弦涩、弦缓，可见肩背酸痛疲劳或畏寒或疼痛。中医辨脉为筋肉劳损或寒客筋肉，筋脉失和。

（4）左关脉（眼睛）：左关脉沉取弱或中取沉取弱，症见眼睛干涩、视物疲劳或视物模糊。中医辨脉为久视电脑，肝开窍于目，用眼过度，耗伤肝（阴）血致肝（阴）血不足。

2. 电脑综合征的衍生症状

（1）左关脉弱（眼睛）：久视电脑，眼睛干涩，耗伤肝（阴）血，肝（阴）血亏虚，水不涵木，引起肝火内盛或肝气郁滞，急躁易怒，情绪易波动，心情郁闷不舒；肝火扰心，心火内盛，出现夜寐多梦、心烦，或夜难入寐、醒后难以入寐，或伴见心慌、气短；肝气郁滞，血脉不畅，出现胸闷、隐痛、气短、太息、夜寐多梦、易醒，女性可见月经量少、月经提前或错后、经期血块、小腹胀痛、乳房胀痛等；肝气犯胃，可见胃胀、嗳气、食欲不振等；肝失条达，咽喉不利，可见咽干、咽痒、咳嗽，或见咽痛、声音嘶哑等。

（2）左寸脉弱、右关弱：因思虑过度，劳伤心脾，致心脾两虚出现胸闷、气短，或见心悸、心慌，夜寐易醒，醒后难以入睡，或似睡非睡，食欲不振，大便不畅，疲劳乏力。

（3）右尺脉弦、弦紧、弦涩、弦缓：因久坐腰肌凝滞，受寒受风或湿困腰府，筋肉壅滞，出现腰酸腰痛，或伴见下肢酸软无力。

3. 电脑综合征的发病特点

（1）年龄：从笔者门诊接诊患者来看，见于 2 岁以上各年龄段，但以 20 岁以上最多见。

（2）病程：由于积累日久，当表现出症状时，则易反复发作，且发作间隔时间逐步缩短。

4. 西医检查

（1）颈椎：可见颈椎生理曲度变直、颈椎增生、颈椎间盘突出（膨出）或正常等几种情况。

（2）椎动脉、颈总动脉彩超：可见一侧椎动脉生理性狭窄、变细；椎动脉、颈总动脉斑块形成，或未见异常。

（3）头颅 CT：无异常。

5. 治疗用药

（1）头部

1）脉滑、弦滑、涩滑、缓：头昏头胀痛，风热上扰者，药用蔓荆子；伴肝火上扰，加夏枯草、菊花、桑叶。

2）脉弦、弦紧、弦涩：头沉、头痛，药用川芎、细辛、荆芥穗。

3）弦缓：伴肝血不足，虚风上扰所致头昏沉，药用天麻、白蒺藜。

（2）颈部

1）脉弦、弦紧、短涩：药用葛根、羌活、木瓜。

2）脉缓、弦缓：药用葛根、木瓜、白芍。

（3）背部：浮取或浮中取弦、弦紧、弦涩、弦缓，药用羌活、姜黄。

（4）眼睛

1）关脉沉取弱或中取沉取弱：药用熟地、白芍。

2）左关滑弱：肝阴不足，火邪内扰，急躁易怒，加女贞子、醋龟甲、郁金、川楝子。

3）左关弦弱：肝郁气滞，加合欢花、青皮、川芎、香附。

4）左关浮中沉取弦紧：肝郁气滞日久，加吴茱萸、青皮。

5）左关弦涩弱：肝郁血瘀，加当归、五灵脂、合欢皮。

（5）心

1）左寸弱：心气不足，药用炙甘草。

2）左寸弦沉弱：心气不足，气机郁滞，胸阳不振，加桂枝、枳壳。

3）左寸滑弱：心气不足，心火内盛，加牡丹皮、栀子、生地、西洋参。

4）左寸涩：心血瘀滞，加丹参。

（6）睡眠

1）左寸弱、左关弱：心气不足，肝血虚，夜寐易醒，或夜难入寐，心慌气短，加炒枣仁、夜交藤。

2）左寸弱、右关弱：心脾两虚，四君子汤加柏子仁、茯神、佛手。

（7）咽炎

1）内上弦痰：咽干，咽痒，咳嗽，异物感，声音嘶哑，少痰，咽喉气滞痰凝，药用桔梗、化橘红。

2）内上滑弱：咽喉虚火，药用玄参、青果、薄荷。

3）内上滑痰：咽喉痰热，药用僵蚕、射干。

4）内上弦紧：寒凝咽喉，咽痛，药用荆芥穗、生姜。

（8）腰酸：右尺脉弦、短弦、紧、涩，药用独活、桑寄生、牛蒡子。

以上用药当依辨证加减参考应用，方无定方，法无定法，方随法出，法随证变，可获满意疗效。脏腑之间相生相克，互为影响，南方气候多潮湿，人体多见痰湿之证，因此其他方面亦应兼顾，整体调治。对其他非电脑原因引起的以上诸症可参考治疗。

6. 调护

（1）颈部保健操及自我按摩：电脑前工作 1~2 小时，做扩胸运动、颈部仙鹤点水操，按压风池穴，揉按颈部肌肉 5 分钟，可使局部筋肉舒缓、放松。如头颈部转动时觉头昏，应禁止，同时头部避免快速左右转动，以免出现因供血不足而突然晕倒。

（2）全身健身操：可达到颈肩及全身肌肉的放松，明显改善肌肉疲劳，缓解头昏、头痛。或做跳绳运动。

（3）耳穴自我按摩：选额、枕、颞、脑、颈椎穴按压。

（4）眼部保健：工作 1~2 小时可闭目休息，按压睛明穴、太阳穴，轮刮眼眶。

（5）避免空调、电扇冷气直吹头、颈、肩背、腰部。

（6）加强自我调护，尽可能减少不必要的对视电脑时间，可明显减少或减轻症状的反复发作。

从脉象分析人的体质特点及致病因素

体质辨识已深入人心，门诊患者常常问及"我是什么体质"的问题。通过对大量患者脉象特点的归类总结，笔者发现人的体质特点有其规律性，且接诊患者年龄从出生 20 天到 90 岁，尤其对祖孙三代的脉象特点进行了比较分析。今从脉诊角度谈一下常见的人的体质特点及致病因素。

1. 先天因素　与遗传相关的体质特点。

（1）思虑过度型：具有显著的遗传特点。喜欢想事情，自觉大脑静不下来，思虑过度，表现为心脾两虚、肺气不足。脉象特点：左寸弱，右关弱，右寸弱。属气虚型体质。多见睡眠轻，易醒，似睡非睡，夜难入寐，或见气短、心悸、多汗等。这一特点从出生开始，与生俱来，伴随一生，代代相传。

（2）性格特征：性格特征禀承于父母。

1）内向型

肝郁气滞型：心情郁闷，不愿表达。脉象特点为左关弦，左寸弦。

症见胸闷、气短、太息多梦等。

肝火内郁气滞型：有火气但得不到发泄。脉象特点为左关滑,左寸弦。症见胸闷、太息、多梦等。

肝郁气滞、火邪扰心型：脉象特点为左关弦,左寸滑。症见心烦、多梦,或夜难入寐。

肝郁气滞、火邪犯肺型：脉象特点为左关弦,右寸滑。症见口干、口苦、咽干、咳嗽等。

肝郁气滞、火邪上扰型：脉象特点为左关弦,左寸滑,右寸滑。症见心烦、多梦、口干、口苦、咽干,或燥热,或畏寒怕冷等。

肝郁气滞、肝气犯胃型：脉象特点为左关弦,右关弦。症见胃胀、胁肋胀痛、嗳气或见胃痛等。

肝郁气滞、火邪下扰型：脉象特点为左关弦,左尺滑。症见情绪波动即见尿频、尿急或尿痛。

血脉瘀滞型：脉象特点是,在上述基础上,显见涩脉;表现为相应部位的疼痛、刺痛、胀痛等,如胸闷痛、胃痛、胁痛、腹痛、月经期疼痛、血块等。多见于郁久或突然情绪剧烈变化时。

2）外向型

肝火内郁、火邪上扰：脉象特点为左关滑,左寸滑或伴见右寸滑。属脾气暴躁型,急躁易怒,心烦口苦,多梦或无梦。

这种类型的人有两种特点,一是怒后火邪迅速平息,脉象平和;另一种是怒后郁火不减,肝火旺。

（3）体型特征：通常情况下,体型的胖瘦禀承于父母。脾虚型的体质,可以表现为体型胖,也可以表现为体型瘦。

以上特点,是人体禀承于父母,是人体体质特点的基石,一生难以改变。因家庭环境、工作环境的不同,自身对事物的认识和处理不同,表现又有轻重的不同。

另外,很多病症都与遗传相关。皮肤的肤色、人体的高矮胖瘦、小儿鼻衄、小儿磨牙、小儿高热惊厥、手足汗出、白发、脱发等等,临诊多可见有家族史。

2. 后天因素　与后天因素相关的体质特点。

（1）痰湿型：心脾两虚型体质的人，最常见为痰湿内蕴。脾虚本身不会产生痰湿。痰湿的产生主要与甜食密切相关，包括各种水果、糖果、果汁、蜂蜜、酸奶（自制不加糖除外）、甜点等，痰浊可达身体各部，导致多种疾病的产生。如多寐，胸沉闷如有物压在胸中，头昏蒙，困倦乏力，或燥热或畏寒肢冷，食欲不振，口臭，口腔溃疡，唇炎，大便黏滞不畅，便秘、便溏，腹泻，腰膝酸沉，尿不净，尿频，排尿不畅，不孕不育，性功能低下，月经延期，白带少或无白带，痤疮，湿疹，疖肿，痛风，高尿酸血症，结石病，胃肠息肉。恶性肿瘤患者痰湿重者，多提示肿瘤的进展等。痰脉的特征，如指触痰，黏稠凝滞。

（2）寒性体质：导致寒性体质的原因，主要有内伤和外感。脉象特点为弦、弦紧、弦涩。

内伤：过食生冷，损伤脾胃，内伤中阳，出现食欲不振或见食欲旺盛，畏寒肢冷等。

外感：生活环境、空调环境致寒邪外客不去，留于体表经络，导致外寒，表现为腰痛、背痛、头痛、腹痛等。

（3）热性体质：一是性格特点，如肝火内扰，可以出现心火、肺热、膀胱热、大肠火，以及肢体经络火郁等。二是饮食因素，如过食辛辣，导致脾胃火盛，出现食欲旺盛、消谷善饥、大便干结或大便溏泄等。脉象特点为滑，或脉体宽大。

（4）生活工作习惯致病

1）肝血耗伤：由于久视电脑、手机、游戏机或看书时间过长，或在工厂流水线作业等，导致肝血暗耗，出现眼睛干涩、视物疲劳。脉象特点为左关弱。中医认为久视伤肝，且由于肝血不足，血不养肝，出现月经量少或闭经、脱发、肥胖，同时肝失柔养，极易出现情绪的波动，如急躁或郁闷，人的性格特征充分显露。

2）筋肉劳损：久坐或保持某种姿势过久，缺少运动，出现项背疲劳、颈肩肌肉劳损，伴见头晕头痛、耳鸣、记忆力下降，或伴见恶心呕吐、经期头痛等；久坐腰肌劳损，出现腰酸痛、腰膝酸软等。此与肾虚无关，适当的运动即可缓解项背腰部肌肉的劳损疲劳，使症状缓解，而补肾治疗无益。

脉象特点：寸上脉和右尺脉、尺下脉出现相应的脉象特点，多为寒热、瘀血、痰湿的脉象。

生活工作习惯致病，最多见于久视电脑、在空调环境中工作，缺少运动的人。

3. 气候因素　与气候因素相关的体质特点。

南方多湿，一年四季湿气不断，有湿气的脉象多为正常的人体反应。临床发现，部分体质差的患者脉无湿气之象，经治疗，身体恢复后湿气的脉象再次显现。湿气表现的临床症状多种多样，如口臭、口疮、不思饮食、大便黏滞不畅、便秘、溏泻、皮肤瘙痒、白带多、阴囊潮湿、思睡多寐、困倦乏力、头颈或局部汗出，或觉燥热或觉畏寒肢冷，尤其在阴雨天气更为明显。湿气的脉象特点：如指触湿，脉缓黏腻。

气候特点致病比较明显的是南方到北方可不治自愈，回到南方又发作。北方气候多干燥。

以上诸多因素的交织，错综复杂，导致人体出现不同的脉象变化和相应的体质特点，然先天因素难改，后天因素可防。不同的体质特点导致人体出现亚健康或相应的各种疾病，可表现在各年龄段，男女老少无差异。了解自身的体质特点和致病因素，有针对性地加强养生调护，才能使身体保持一个相对的健康状态。

同一种脉象可有相同或截然相反的临床表现

脉象只反映病因病机，而同一种病因病机可以表现出不同的症状，同一症状可以有不同的病因病机。如左关弱，肝血不足，可以单独表现为眼睛干涩，或单只眼干涩昏蒙，迎风流泪，也可出现月经量少，甚至停经，还可出现月经量多，还可以出现月经先多后少，也可以眼睛干涩与月经量少或月经量多并见，还可以见到脱发；左寸滑，可以出现心烦、多梦、夜难入寐、醒后难以入睡、胸闷、气短，诸症可以单见，也可以兼夹出现，有些只表现心烦，但夜寐安、无梦，有些只觉胸闷，但多数与睡眠有关；右尺湿，大肠湿困，可以出现大便黏滞不畅、一日多次，也可以出现大便干燥，或腹泻，还可以出现大便成形、排便正常,还可表现为大便正常、只是感觉腰酸等;右关弦湿,寒湿困脾,脾不运化,胃气郁滞,多出现不思饮食、纳呆、胃胀,也可见食欲正常、无不适感,也可见胃痛、嗳气,舌苔厚腻、薄腻、薄白等;左尺痰湿,小腹痰湿,可以见白带多,也可以无白带,但经过祛痰湿治疗后白带多的减少,无白带者白带增多恢复正常。湿邪内阻,经气不畅,或见外阴瘙痒等,或见排尿不净;右关滑,胃热郁闭,多见消谷善饥、食后胃胀,或饥不欲食(湿热、脉滑痰),或不思饮食;六脉痰湿,痰湿内蕴,表现为困倦、乏力、吐痰或咳痰,亦有稍觉乏力无痰者。总之,虽然临床表现不同,但病因病机相同,所以处方也相同。同一个症状,如畏寒肢冷,可以脉见寒湿、湿邪闭阻,阳气不畅或气滞血运不畅或气虚气滞,寒邪外客,也可见到火邪内扰、阳气郁闭者,前者以温通为主,后者则以清火为主;尿频、尿不净,可以是寒凝少腹、膀胱气化不利,亦可膀胱湿热、气化不利,依据脉象确定病因病机,同病异治。

脉诊可以反映人的真实世界

脉诊可以反映人的真实世界。脉象是人体信息在体表寸口脉的反映,能够较准确显示人体内五脏六腑气血阴阳、表里虚实、寒热正邪盛衰的变化。

脉象是通过取类比象的方法来描述,来反映人体的病因病机。

脉象反映的不是病症的概念,而是引发病症的病因病机的概念,反映的是引发疾病的本质。这是我的研究结果。祛除了病因,症状就会缓解,或消失,或改善。

脉诊可以真正反映人体错综复杂的变化,个体差异的变化,相同病机不同的表现,不同病机相同的表现,个体对药物治疗的不同反应,病因病机在治疗过程中的不断变化过程,中药治疗随脉象变化即随病因病机变化不断调整的过程。治疗过程中,由于体质的不同、对药物反应的不同,表现也不尽相同。有逐渐减轻者,有治疗过程无变化突然症状消失者,有治疗过程无效果但停药后症状消失者,有服药后症状逐渐加重后突然症状改善和消失者。尤其需要指出的是,有服药期间突然出现不曾有的症状表现、继续服药症状消失者,且这种情况多见于祛除体内痰湿的过程中,如突发的皮肤瘙痒、皮疹,继续服药后瘙痒、皮疹消失,体内症状亦随之消失。虽然是少数,但应心里有数,不必盲目停药,可提前告知患者,有心理准备,不必担心。多在 3~10 天消失,与药物过敏无关。

脉象的节律快慢变化,是病因病机的结果,不是原因,不应作为辨证的依据,只能参考。虚实寒热的变化均可出现,当依脉象来作为诊断依据。心气虚之人,伴或不伴有情绪变化时,可以出现迟、数、结代、促等。

论　四　诊

脉诊可以准确反映人的体质特点、疾病的本质,在指下可以一目了然,亦可以单独诊断。

望闻问,则是通过了解疾病外在或内在的表象,来归类总结,依据医生个人的经验、理论水平来进行判断。所谓辨证论治,辨证准确与否,受医生的水平限制,因此有很大的随机性和不确定性。

脉诊可以准确反映疾病的疗效、疾病的转归,不受患者主观感觉的影响,以脉象是否恢复正常为标准。

非脉诊诊治,则是以患者的主观感受为疗效判断标准,有时并不能准确把握疾病的本质特点。

所以我的观点,中医治愈标准,应以患者感知的症状消失,同时脉象恢复正常为标准。

学习中医不能墨守成规,学古但不能泥古,古人的理论未必就是金科玉律,也受当时医家对疾病认识水平的限制。我的体会,当自身的水平超过前人时,反过来再来看前代医家的论述,往往就是前代医家主观的判断,有些认识是错误的;当医生的水平低于前代医家的水平时,则往往认为前代医家的论述是宝贵的经验。所以,中医师要不断提高自己的知识水平,有赶超前代医家的信心和勇气,敢于纠正前代医家的错误论点,才能使中医得到不断发展和提高。

我的学医经验就是,作为中医必须学好中医脉诊,学好中药学,准确掌握中药药性,才能有的放矢,真正把疾病治好。

肾司二便论

临床发现,痰湿闭阻下焦,出现便秘,大便黏滞不畅,腰酸,小便不畅,尿不净,尿频,男女性欲冷淡,阳痿、早泄等。医生多诊为肾虚,实则痰湿闭阻,出现二便不畅,因涉及性功能的问题,又与肾联系在一起。谈及肾司二便的问题,治疗以化痰通利二便,痰清则诸症消失,性功能恢复正常。不能见到夜尿频、尿频、腰酸即是肾虚,就去补肾壮阳。有时,性功能、腰酸与二便有关,但与肾的关联不大。所以不能见到性功能障碍就去补肾。

关 于 戒 口

针对由于饮食因素导致人体发病,需要改变饮食习惯所采取的措施,称之为戒口。

如痰湿体质需要戒甜食,热性体质需要戒辛辣之品,寒性体质需要戒生冷之品,过敏体质需要戒可以导致过敏的所有食物,而非盲目戒口。《本草纲目》讲了很多服用某种药物需戒口,谈及某药不能与某种食物同服,从临床观察来看,似乎未见不良反应。药物是纠偏,调整体内阴阳平衡,而且中病即止。是否某些食物与某种药物会产生不良反应,《本草纲目》也未作出明确的说明,只谈到某药需忌某物。药物与食物是否会产生不良反应,还是在个别个体上产生不良反应,还是个别个体对某种药物或食物产生过敏反应,还是个别个体服用某种药物后进食某种食物会产生过敏反应,需要临床进一步观察。从我本人的临床经验来看,尚未发现这些情况,故针对药物的忌口、戒口当适宜,不必没有缘由地盲目戒口。

关于发物

临床常常遇到患者就诊时说,其他医生告诉我不能吃鸡、不能吃鹅、不能吃海鲜,说是发物。我问什么是发物,他说不懂。中医发物的概念,应与食物、药物过敏的概念相近,不可过于理解发物的概念,主要针对的是个体,不具有普遍意义。我认为过度戒口没有必要。戒口当与致病因素相关,而与其他无关。如甜食致病,当戒甜食;因寒致病,当戒生冷;因热致病,当戒辛辣等。与疾病发生无关的食物,不能无缘由地盲目戒口,也不能随意以"发物"为理由去戒口。"发物"与西医学讲的过敏食物近似,也可以认为是能够诱发或加重疾病的食物。

广东人养生观念的偏差

1. 热气 "诸病皆热气。"古今生活条件不同。由于空调、冰箱、电扇走进每个家庭,人们不再因天气的炎热受困扰,更多的是寒凉对人体的影响。人们常讲的热气,多与岭南气候相关,以潮湿气候为主。中医讲天人相应,人体也有湿气的反应,湿气在部分人会有燥热的感觉、出汗多、手足发热,也有人会感觉畏寒肢冷、多感困倦乏力、思睡、口臭、口干、大便黏滞不畅、皮肤瘙痒,部分患者口疮等。由于广东人的固有传统观念,对煎炸、辣椒等热性食物的顾忌,怕上火,怕热气,所以食物多偏寒凉,尤其对凉茶情有独钟,常常"清补凉",导致脾胃虚寒的人非常普遍,出现饥饿感不明显、畏寒肢冷、面色萎黄、黑眼圈的人多见。一方面怕热气,另一方面又讲薏苡仁、海带太寒凉,常常有自相矛盾的讲法。自认为大便不畅、口臭、口腔溃疡、喉咙痛等凡病皆为热气,喜饮凉茶,而身本已寒,偏讲热气,固有传统观念延误病情,甚至使病情加重。由于南方多湿气,但煲汤又多用玉竹、黄精、麦冬、沙参、石斛、山药、大枣、蜜枣、桂圆等滋阴助湿之品,反将湿气困于体内,甚至加重湿气。本人在广东生活10年有余,建议用薏苡仁、扁豆(蚕豆病禁用)、五指毛桃、茯苓、新会陈皮、生姜、胡椒、海带等健脾祛湿化痰药比较适宜。南北方气候不同,养生方法截然不同。

2. 经期喝红糖生姜水,经后补血服用阿胶　经期喝红糖生姜水,似乎成了女性的共识,问她为什么喝,说大家都这样啊。生姜确有散寒功效,但只对寒证,热证不适宜。红糖补血,认为红糖含铁,有补铁补血功效,但经过检验,未发现红糖中含铁,也就是说,红糖没有补血的功效,反而红糖味甘有生痰之弊,会导致经期不畅、白带异常、月经延期、妇科炎症等。经后服用阿胶、四物汤补血,似乎在广东比较流行,认为月经后会导致人体"血虚""贫血",需要补血。月经是女性人体正常的生理反应,如果饮食正常,造血功能正常,是没有必要给予补血治疗的,也不会导致血虚、贫血,除非有月经量过多,如功能性子宫出血、子宫肌瘤等,会导致贫血,则需要积极治疗原发病。正常的月经,不会对人体造成影响,补血治疗没有意义。

论 医 缘

看病讲医缘。所谓缘,是心灵的沟通,是信任。

临证30余年,感触良多。

医缘大体有两种:一是医患容易沟通,彼此信任,医者有治愈疾病的能力,多由口碑相传、彼此介绍就诊者,为良缘。二是医患彼此信任,但医者水平有限,难以治愈病证,但患方仍有长期服药而病证无改善着,只因相信而盲目相信,为愚缘,亦不在少数。

古往今来,医家著述中,多有谈及医患关系者,一是医生的技术水平,二是病家的信任。医患主要是信与不信。医生水平再高,病家不信,也是无奈;医生水平很差,但病家信之,又奈何? 现今观之,古今雷同,多为历史的循环重演,从无改变。

接诊过程中,遇到病家有什么都不懂,一点医学常识都没有的;有似懂非懂;有一知半解者;有半信半疑者;有拿医生处方对照研究自己者;有信网上言论者;有信邻居朋友所言者;有不懂医理自以为是者;有道听途说信以为真者;有信假不信真者;有不信医而信非医者;有告知病因而不信者;有自行更改药物剂量,服药不效者;有病未愈,而听信他人所言,服药时间长会伤身而自行停药终止治疗者;有病久而要求服药速愈者;有病久服药时间长而失去耐心者;有吃药而不注意养生致使病证反反复复者,等等,不胜枚举。

医生,我认为……

医生,是这样吗? 不可能。

医生,别的医生是这样说的,我觉得对,但病没好,为什么?

医生,我觉得药量大,一剂药我吃了 2 天,但没有效。

医生,别人说这个药有毒性。

医生,是药三分毒,中药吃久了会伤肝肾,大家都这么说。

是药三分毒,是指药不对证,无病乱吃药而言。与身体相吻合的调治身体疾病的药物,对身体只有益而无害。

等等问题,医生要有足够的耐心去解释、释疑。

所以有些人虽病重,而遵医嘱但可愈;有些人虽病轻,但反复辗转治疗终不愈。医者虽有救人之心,但也无可奈何。命是掌握在自己手里的。

所录之事,医者当以平常心对待,尽力但不可强求。

医生是个神圣的职业,当医生沦为挣钱的工具,就丧失了医德。

第四章 医案选读

临诊必先诊脉,通过脉诊,相当于对人体做了一个比较全面的中医体检,充分体现了中医的整体观。病家常常多种病症并见,中药也是着眼于全身整体的调治。对于重症昏迷、言语不能表达和婴幼儿患者,脉诊具有独到的优势。同一医案中,也多有各科病症互见,难以准确归类,只是做了笼统的划分,作为脉诊应用的参考。

第一节 内 科 医 案

口 苦 案

黄某,男,34 岁。口苦反复发作,颈部 1 元钱币大小皮炎反复发作,久治不愈,要求中药治疗,于 2016 年 10 月 11 日就诊。

脉象:右寸黏痰,右关弱痰,右尺痰,左关痰。

辨证:脾胃虚寒,痰浊内蕴。

治则:温中健脾,升清化痰。

处方:白术 60g,姜半夏 30g,厚朴 15g,薏苡仁 15g,白芥子 15g,干姜 15g,旋覆花 20g(布包),桔梗 15g,苦杏仁 15g,白前 20g,葛根 30g。

水煎服,每日 1 剂,早饭前 20 分钟、晚饭后服。

忌生冷之品、甜食。

点评:脉象显示,右寸肺中黏痰,右关脾胃虚寒、痰浊内蕴,右尺大肠痰浊,左关肝脉痰郁。痰浊的生成,与进食甜食(参照痰的形成)有关。依脉辨证,脾胃虚寒,痰浊内蕴,治以温中健脾、升清化痰法,使脾胃健,痰浊清,则诸症消失。早饭前 20 分钟口服,有助于清除肠胃痰浊,部分人服用,会有排气增多、肠鸣、排便次数增多或有腹泻水样便出现,属正常的药物反应,当肠胃痰浊清除后,大便多恢复正常。饭后服药无明确时间限制,且饭后服绝大部分患者不会出现明显的肠胃反应,但对右寸黏痰的清除效果明显。医案中涉及痰湿的服药方法,皆仿此。白术需用生白术,用量在 60~90g,强健脾气,配合厚朴,助脾运化,助推肠胃痰湿的排出,达到通便的效果。右关痰,用半夏;左关痰,用白芥子;右寸黏痰,用桔梗、杏仁宣肺,白前清白痰,旋覆花化肺中白黏痰。诸药配伍,清除肺中白黏痰,效佳。方中薏苡仁入大肠祛湿,干姜温中,葛根升脾气。皮肤的外在表现,是体内痰浊所致,外治可暂时改善,必须内清方可治愈。口苦亦多见于脾胃虚寒,非只是肝火,非小柴胡证"但见一症便是"。

淋 证 案

唐某,女,31 岁。尿频尿急反复发作 10 余年,于 2016 年 10 月 10 日就诊。

10 年来反复出现尿频、尿急,曾在上海等各大医院检查,未见明显异常,食欲不振,眼睛干涩。

脉象:左关弱,左尺痰,右关弱,右尺痰。

辨证:肝脾两虚,膀胱痰浊。

治则:养肝健脾,化痰通淋。

处方:熟地 60g,当归 15g,枸杞 15g,海藻 30g,昆布 30g,威灵仙 30g,乌药 20g,泽泻 20g,肉桂 10g(后下),白术 60g,干姜 15g,薏苡仁 15g,葛根 30g。

水煎服,每日 1 剂,早晚饭前 20 分钟口服。

忌甜食、生冷之品。

点评:左关弱,为肝血不足;右关弱,为脾虚;左尺脉位包含膀胱,左尺痰脉,提示膀胱痰浊,而尿频、尿急是由痰浊所致;右尺痰,为大肠痰浊内蕴。依脉辨证,肝脾两虚,膀胱痰浊(依据主诉);亦可辨证为肝脾两虚,下焦痰浊,或膀胱、大肠痰浊。方中熟地、当归、枸杞养肝血,白术健脾,海藻、昆布专除小腹(膀胱)痰浊,威灵仙善除膀胱宿脓恶水,乌药、泽泻、肉桂助膀胱气化并通过利尿助膀胱痰湿排出。方中在治疗尿频、尿急的同时,依据脉象,对大肠的痰浊,也配伍了健脾通肠的白术、薏苡仁,体现了脉诊的整体观。中医讲的痰浊,有时与西医的慢性炎症相关。

帕金森综合征案

曹某,男,55岁。因帕金森综合征要求中医治疗,于2016年10月10日就诊。

被诊为帕金森综合征3年,服用西药维持治疗。头颤,身体抖动,行走不稳,言语清晰,思维正常,夜寐不安。

脉象:寸上一部缓,寸上二部弦,左寸滑弱,左关滑弱。

辨证:肝阴不足,肝火上扰,虚风内动,心气亏虚。

治则:滋阴养肝,平肝息风,益气养心。

处方:熟地60g,女贞子15g,白芍30g,醋龟甲30g,川楝子10g,泽泻15g,天麻15g,钩藤30g(后下),炙甘草30g,酸枣仁30g,葛根30g,百合30g。

水煎服,每日1剂,早晚饭后服。

保持情绪稳定。

点评:左关弱,提示肝的阴血不足;左关滑,提示肝热。二者综合分析,为肝阴不足,肝火扰动;临床经验提示,此种情况与人的性格特征有关。内向型多为气滞,外向型多为肝火。左寸弱,提示心气不足,与体质有关,属思虑过度型;左寸滑,为肝火上扰所致,导致心火的出现。综合脉象特征,辨证为肝阴虚,肝火上扰,虚风内动。方中左关滑弱,药用熟地、女贞子、白芍、醋龟甲养肝滋阴,川楝子泄肝气;左寸弱,用炙甘草补益心气;左寸滑,选百合清心安神,酸枣仁调和心肝,补心养肝安神;寸上二部弦,用葛根配合白芍以柔颈缓急;寸上一部缓,结合整体脉象分析,为虚风上扰,药用天麻、钩藤,平肝息风。病如此,需要较长时间的服药治疗。

头 颤 案

王某,女,49岁。头颤间断发作5年,于2016年8月5日就诊。

头颤、紧张时明显,眼睛干涩,月经量少,食欲不振。

脉象:左寸上一部弦缓,寸上二部弦,左寸滑湿,左关弦弱,左尺湿,右关湿弱。

辨证:肝血不足,肝郁化火,火邪扰心,脾胃虚寒,湿邪内蕴。

治则:养血疏肝,温中健脾祛湿。

处方:熟地60g,当归15g,白芍15g,枸杞15g,白蒺藜15g,泽泻20g,路路通20g,黄连10g,白术60g,干姜15g,厚朴15g,薏苡仁15g,葛根30g,天麻15g。

水煎服,每日1剂,早饭前20分钟、晚饭后服。

忌生冷之品、甜食,避免用眼过度,调情志,适当运动。

点评:左关弦弱,为肝血不足,肝失柔养,肝气不舒。肝主情志,肝血不足,极易导致人体情绪的波动,病本在血虚。血虚源于久视,用眼过度。养血疏肝的同时,必须减少用眼时间,否则血虚极难恢复。月经量少,也是血虚所致。

饥不欲食、便秘、小腹胀痛案

梁某,女,46岁。饥不欲食、便秘、小腹胀痛2周,于2016年10月17日就诊。

2周前出现饥不欲食、大便不畅、小腹胀痛,在某诊所静脉滴注抗生素,腹痛好转,余症未除,要求中药治疗。

脉象:右关滑湿,右尺湿,左关滑弱,左尺弦痰。

辨证:脾胃湿热,湿困大肠,肝阴不足,小腹痰浊痹阻,气机不畅。

治则:清肠胃湿热,养阴化痰通络。

处方:蒲公英30g,薏苡仁30g,厚朴15g,葛根30g,熟地60g,女贞子15g,海藻30g,昆布30g,乌药20g,路路通20g,泽泻20g,皂角刺 15g。

7 剂,水煎服,每日 1 剂,早晚饭前 20 分钟口服。

忌辛辣之品、甜食。

点评:右关滑湿,为脾胃湿热脉象,热则消谷易饥,湿则不欲食,出现饥不欲食;右尺湿,为湿困大肠,大便不畅;左尺弦痰,为小腹痰浊痹阻,气机不畅,出现小腹胀痛。痰与西医的炎症相关,静脉滴注抗生素会缓解,但易反复。服药的同时,要注意忌口,注意饮食的调整。

口咸、口水咸案

刘某,女,48 岁。口咸、口水咸 2 个月,于 2016 年 10 月 24 日就诊。

2 个月前出现口咸、口水咸,口中黏腻,去北方症状消失,回深圳症状又作,进食苹果即觉口咸。

脉象:右寸滑脓痰,右关弦,左关弦。

辨证:痰热脓痰蕴肺。

治则:清化肺中脓痰。

处方:桔梗 30g,瓜蒌 30g,海蛤壳 30g,浮海石 30g,冬瓜子 30g,陈皮 15g。

水煎服,每日 1 剂,早晚饭后服。

忌甜食。

点评:右寸滑脓痰,为痰热脓痰蕴肺。热的来源是左关弦肝郁,火邪犯肺所致。冬瓜子清脓痰,瓜蒌、海蛤壳、浮海石清化肺中痰热,配伍桔梗升提肺气。中医认为,咸入肾,多与肾虚有关,然脉象提示脓痰痰热蕴肺,无肾虚之脉,故予清化肺中脓痰治疗,服药 14 剂,脓痰消失,诸症消失。

神疲乏力案

曾某,女,66 岁。神疲乏力 3 个月,于 2016 年 10 月 24 日就诊。

神疲乏力,困倦,夜寐可,食欲一般,有慢性胃炎史。

脉象:左寸黏痰,左关黏痰,右寸滑痰,右关黏痰。

辨证:痰浊痹阻。

治则:化痰开胃。

处方:桔梗 15g,前胡 15g,瓜蒌 30g,半夏 30g,陈皮 15g,川贝 10g,白芥子 15g。

水煎服,每日 1 剂,早晚饭后服。

忌甜食。

点评:脉象显示,左右寸关痰浊,导致困倦乏力。川贝入心经,善清心脉之痰。患者长期喜食甜食,甜生痰,痰浊内蕴,积久而发,排痰祛邪,自可恢复。进食甜食,所生之痰,可达身体各部,但每个人的发病,并不完全相同。

口角流涎案

陈某,男,73 岁。口角流涎、口疮反复发作多年,于 2016 年 10 月 24 日就诊。

口角流涎、口疮多年,反复发作,大便不畅,小便尿不净,食欲一般。

脉象:右关弱黏痰,右尺黏痰,左关弱,左尺黏痰。

辨证:脾胃虚寒,痰浊内蕴,肝血不足。

治则:温中健脾,化痰除湿,养血。

处方:白术 60g,半夏 30g,干姜 15g,厚朴 15g,薏苡仁 15g,熟地 30g,当归 15g,枸杞 15g,海藻 30g,昆布 30g,威灵仙 30g,乌药 20g,泽泻 20g,白芷 15g,葛根 30g。

5 剂,水煎服,每日 1 剂,早晚饭前 20 分钟口服。

忌生冷之品、甜食。

点评:从脉象分析可知,右关弱黏痰,为脾胃虚寒,进食甜食,痰浊内生;左右尺脉黏痰,为进食甜食所生之痰,下注导致二便不畅。口角流涎除外脑血管疾病,多与脾胃虚寒有关,温中即可;去除痰湿,肠胃、小便症状即可消失。口疮亦是肠胃痰浊所致,肠胃清,则口疮愈。

血小板计数升高案

王某,女,62岁。体检发现血小板计数升高,西医骨髓检查未见异常,服用羟基脲等治疗,血小板计数下降,停药又上升,于2017年3月5日就诊。

时有咳嗽,无痰,夜难入寐。

脉象:右寸滑黏脓痰,右关痰,右尺痰,左寸滑弱,左关弦滑弱。

辨证:痰热脓痰蕴肺,肠胃痰湿,心气不足,肝血虚,火邪扰心。

治则:清化肺中黏脓痰,健脾祛痰,养心安神。

处方:桔梗30g,瓜蒌30g,海蛤壳30g,冬瓜子30g,浮海石30g,鱼腥草30g,白术60g,法半夏15g,厚朴15g,薏苡仁15g,炙甘草30g,黄连10g,郁金15g,女贞子15g,龙骨30g,牡蛎30g,炒麦芽15g。

水煎服,每日1剂,早晚饭后服。

忌甜食。

点评:脉象显示,痰浊内蕴,心气不足,肝血虚,情志波动。患者服药半年余,但体内痰浊减少未清,血小板计数有下降,稳定,未再反复升高。百病皆生于痰,临床经验确实如此。痰所致疾病,简单讲,就是吃出来的病,只是人们并不知晓而已。

免疫性血小板减少案

黄某,女,28岁。因免疫性血小板减少,于2015年4月12日就诊。

患者12岁被诊断为免疫性血小板减少,中西医一直治疗,每3个月输注血小板、丙种球蛋白、激素,就诊时血小板计数10×10^9/L,半个月后血小板计数5×10^9/L,继续西医方案治疗,后中药治疗至2016年6月,期间未再西医治疗,未再出现皮下紫癜,7月始血小

板计数至 8×10^9/L,皮下出血,开始西医新疗法治疗,血小板计数至 20×10^9/L,后又突然再次降到 5×10^9/L,皮下出血,住院治疗,仍用原方案。

食欲不振,畏寒肢冷,眼睛干涩,月经量少,气短乏力,身体肥胖,面色无华。

脉象:左寸弱,左关弱,左尺弱,右寸弱,右关沉弱,右尺沉弱。

辨证:气血亏虚,脾肾阳虚。

治则:益气补血,温补脾肾。

处方:黄芪 30g,白术 60g,薏苡仁 15g,厚朴 15g,干姜 15g,补骨脂 15g,仙鹤草 60g,熟地 60g,当归 15g,枸杞 15g,阿胶 15g(烊化),鹿角胶 15g(烊化),泽泻 15g,路路通 20g。

上为主方,加减治疗,水煎服,每日 1 剂,早饭前、晚饭后服。

忌生冷之品,避风寒。停用其他药物。

服药 6 个月,体重减轻,无浮肿感,面色红润,血小板计数稳定在 17×10^9/L 以上。

点评:患者 12 岁开始患病,中西医治疗未间断,中医师多认为是血热,应用寒凉药物过多,其父也认为是肝郁、血热,多予凉茶,禁食辛辣温热食物。脉象显示为气血亏虚,脾肾阳虚,坚持服药 1 年余,皮下未再有出血点。

失 眠 案

郭某,女,46 岁。夜难入寐 3 个月,于 2016 年 9 月 25 日就诊。

3 个月来出现夜难入寐,睡眠轻浅,胸闷,气短,时有心慌,眼睛干涩,食欲不振。

脉象:左寸弦弱,左关弦弱,左尺弦,右关弦弱。

辨证:心脾两虚,肝血不足,肝郁气滞,脾胃虚寒。

治则:益气养心,养血疏肝,温中开胃。

处方:炙甘草 30g,枳壳 15g,熟地 60g,当归 15g,枸杞 15g,白蒺藜 15g,泽泻 15g,酸枣仁 30g,夜交藤 90g,干姜 15g,陈皮 15g。

水煎服,每日 1 剂,晚睡前 1 小时口服,中午饭后服。

忌生冷之品。

点评:左寸弱,右关弱,为思虑过度,心脾两虚,心气不足,则睡眠轻浅、难入睡;左关弱,为肝血不足,肝失柔养,极易肝气不舒,导致情绪失调,进一步影响睡眠。治疗宜补益气血,安神。连续用药 20 天,入睡快,但睡眠轻浅,眼睛干涩好转。守方治疗,服用 40 剂,症状消失。夜交藤用量至 90g,有入睡快的作用,低于 90g 则见效较慢。此类失眠,在临床是最常见的多发病,由于性格不同,肝火旺者,多加清肝泻火药,内向无火者,服用此方,依失眠时间、轻重不同,多在 2~6 周可治愈。

尿 失 禁 案

彭某,女,42 岁。因咳嗽时出现漏尿,小便失禁,于 2016 年 10 月 30 日就诊。

经常出现咳嗽、喷嚏、剧烈运动时漏尿,小便失禁,白带少,月经量少,延期,食欲一般,大便不畅,困倦乏力,夜难入寐。

脉象:左寸弱,左关弱弦痰,左尺痰,右寸滑痰,右关弦痰,右尺痰。

辨证:心脾两虚,肝血不足,脾胃虚寒,痰浊内蕴。

治则:温中健脾,养血调经,祛痰止遗。

处方:白术 60g,半夏 30g,干姜 15g,厚朴 15g,薏苡仁 15g,瓜蒌 30g,白芥子 15g,熟地 30g,当归 15g,枸杞 15g,海藻 30g,昆布 30g,威灵仙 30g,乌药 20g,泽泻 20g,益智仁 15g,鸡内金 15g。

水煎服,每日 1 剂,早饭前 20 分钟、晚饭后服。

忌生冷之品、甜食。

点评:甜食,为众人所爱,但绝大多数的人进食甜食,都会在体内产生痰浊,而导致各种疾病的发生。本案咳嗽时出现的漏尿、小便失禁,西医多认为与产后盆底肌肉松弛有关,中医则认为与机体失调有关,脾胃虚寒,痰浊内蕴,致膀胱气化不利。

胃 痛 案

巫某,女,56 岁。胃痛间断发作以夜间为甚 4 年,于 2016 年 10 月 30 日就诊。

4 年前因鼻咽癌行放化疗,后出现口干,自服蜜糖缓解。治疗结束后出现胃痛,胀痛,间断发作,以夜间为甚,既往胃镜检查示非萎缩性胃炎,服用中西药物无效。食欲不振,大便黏滞不畅,眼睛干涩刺痛,夜尿频。

脉象:右寸滑痰,右关弦痰,右尺痰,左寸弱,左关弦弱,左尺弦湿。

辨证:心脾两虚,肝血不足,肝郁气滞,痰浊内蕴,寒客小腹。

治则:健脾化痰,养血疏肝,散寒助膀胱气化。

处方:白术 60g,半夏 30g,厚朴 15g,薏苡仁 15g,葛根 30g,瓜蒌 30g,佛手 15g,熟地 30g,当归 15g,枸杞 15g,白蒺藜 15g,乌药 20g,泽泻 20g,路路通 20g,肉桂 15g(后下)。

7 剂,水煎服,每日 1 剂,早饭前 20 分钟、晚饭后口服。

忌生冷之品、甜食。

二诊:2016 年 11 月 6 日。自述服药后胃痛减轻,大便通畅,夜尿频次减少,脉象显示痰浊减少未清,小腹寒邪已清。

调方:白术 60g,半夏 30g,厚朴 15g,薏苡仁 15g,葛根 30g,佛手 15g,木香 15g,炒麦芽 15g,路路通 20g,熟地 30g,当归 15g,白芍 15g,乌药 20g,泽泻 20g,路路通 20g,青皮 15g。

7 剂,水煎服,每日 1 剂,早饭前 20 分钟、晚饭后口服。

三诊:2016 年 11 月 13 日。脉象左关弦弱,左尺弦涩,右关弦涩,右尺缓。

自述仍有夜间腹痛,间隔 2 小时发作 1 次,可自行缓解,食欲好,大便畅。肠胃痰浊已清,肠胃气滞,血脉郁滞,肝气不舒,治以疏肝健脾、行气活血。

处方:当归 15g,白芍 15g,茯苓 15g,白术 15g,青皮 15g,陈皮

15g,木香 15g,五灵脂 15g(布包),佛手 15g。

7 剂,每日 1 剂,早饭前 20 分钟、晚饭后口服。

点评:此案亦为痰浊内蕴,脾胃失和,清阳不升,浊阴不降,导致胃痛。尿频因寒客小腹,膀胱气化不利所致。病程 4 年,极度困惑,实与进食蜜糖等甜食密切相关,致病因素不除,虽服药病亦难愈。

头晕伴恶心案

刘某,女,38 岁。因头晕伴恶心 3 天,于 2016 年 10 月 31 日就诊。

3 天前出现头晕、恶心、欲呕,低头时明显,既往体检颈椎椎间盘突出,畏寒肢冷,气短乏力。

脉象:左寸上一部滑,左寸上二部弦缓,左寸弱,左关弱,右寸上一部弦缓,右寸上二部弦,右寸弱浮紧,右关弱,右尺湿。

辨证:颈筋失和,风热上扰,寒客肩背,脾胃虚寒

治则:散寒柔颈,祛风散热,温中益气。

处方:葛根 30g,羌活 15g,蔓荆子 20g,川芎 15g,荆芥 15g,天麻 15g,炙甘草 30g,黄芪 30g,白术 15g,干姜 15g,陈皮 15g,薏苡仁 15g。

6 剂,水煎服,每日 1 剂,早晚饭后服。

忌生冷之品,勿使颈部疲劳,适当运动,配合按摩治疗。

点评:颈部疲劳导致供血不足出现头晕、头痛、恶心、呕吐、记忆力下降、耳鸣,临床常见,最小 2 岁,各年龄段均有发生,与工作、习惯有密切关系,服用中药、按摩、适当运动,均可使症状缓解,如果不注意,极易反复出现,部分人会突然出现眼睛发黑、晕倒的现象,亦有走路不自觉偏向一侧的发生。脉象表现在寸上一部(头)、寸上二部(颈项)。

便　秘　案

单某,女,57 岁。因便秘多年,于 2016 年 11 月 2 日就诊。

便秘多年,大便黏滞不畅,2~3 日 1 次,服用蜂蜜、红薯、南瓜、水果等仍如此。

脉象:右寸滑痰,右关弱弦痰,右尺痰。

辨证:脾胃虚寒,痰湿内蕴。

治则:温中健脾,化痰通便。

处方:白术60g,半夏30g,厚朴15g,薏苡仁15g,大腹皮30g,木香15g,瓜蒌30g,葛根30g。

7剂,水煎服,每日1剂,早晚饭前20分钟口服。

忌生冷之品、甜食。

点评:便秘是常见病、多发病。由于体质因素或气候因素,进食甜食导致痰浊内生,黏滞肠胃,出现排便不畅,黏滞不爽,或便秘,或腹泻。所以便秘可由饮食所致,部分人在北方进食甜食无便秘,在南方则会出现,一些人无论在何地,进食甜食都会便秘。甜食是普遍的,是导致便秘最主要的因素之一。

头 痛 案

易某,男,56岁。头痛间断发作2年余,于2016年11月13日就诊。

头痛间断发作,左侧为甚,遇风寒加重,时有头晕,无恶心呕吐。

脉象:左寸上一部弦紧涩,左寸上二部弦,右寸上一部弦,右寸上二部弦。

辨证:寒凝脑脉,血脉郁滞。

治则:散寒活血通脉。

处方:葛根30g,羌活15g,川芎30g,荆芥15g,桃仁10g,红花10g,全蝎6g,天麻15g,陈皮15g。

7剂,水煎服每日1剂,早晚饭后服。

头部避风寒。

点评:寸上一部脉象,为头部的脉位。左寸上一部弦紧涩为寒凝脑脉,血脉瘀滞,提示左侧头痛甚;右寸上一部弦,提示右侧头部受寒轻,疼痛较左侧亦轻。寒凝脑脉引起的头痛、鼻塞、耳鸣属常见病,尤其是夏季,避免空调、冷气吹到头部很重要。

左头部汗出案

田某,男,58岁。因左头部汗出多年,于2016年11月15日就诊。

左头部汗出,自觉燥热,思睡,食欲一般,下肢酸沉,乏力,气短。

脉象:左寸上一部弦,左寸弱,左尺下痰,右寸上一部弦,右寸上二部弦,右寸痰,右关痰,右尺痰弱。

辨证:心脾两虚,脾肾阳虚,痰浊内蕴,头部风寒。

治则:益气养心,温补脾肾,化痰散寒。

处方:炙甘草30g,白术60g,干姜15g,补骨脂15g,桔梗15g,杏仁15g,白前20g,半夏30g,厚朴15g,薏苡仁15g,独活20g,威灵仙30g,葛根30g,川芎30g,荆芥15g,石菖蒲20g。

7剂,水煎服,每日1剂,早饭前20分钟、晚饭后口服。

忌生冷之品、甜食。

点评:南方气候以潮湿为主,人体通过排汗来调节排出体内湿气,但因为出汗,人们多开空调冷气,以减少汗出,导致寒湿体质出现,所以燥热在南方多为湿困,非湿热,切忌过用寒凉。服用温热药后,人体怕热的感觉就会消失。

往来寒热案

某女,63岁,2016年12月15日在社区义诊接诊,忽冷忽热,汗出,易感冒,服用多种药物无效,伴见胃胀。

脉象:左寸弦弱,左关弦滑,左尺弦,右寸滑湿,右关弦。

辨证:肝郁化火,火邪犯肺,气机郁滞。

治则:疏肝解郁,清肺行气。

处方:小柴胡冲剂。

点评:左关弦滑,为情志不舒,肝气郁滞,肝火内生。气滞则左寸、左尺、右关弦;右寸滑湿,为肝火犯肺。脉证与小柴胡方相吻合。工作多年,遇此1例寒热往来案,无器质性病变,自述心情郁闷时症状明显。

头痛、背痛案

黎某,女,62岁。因头右侧痛、背痛2个月余,于2016年10月25日就诊。

2个月来出现头右侧痛、背痛,胃胀,乏力,既往有高血压、糖尿病病史。

脉象:右寸上一部弦紧,右寸上二部弦紧,右寸浮紧涩,右寸滑痰,右关弦弱。

辨证:寒凝脑脉、背部,寒凝血瘀,痰热蕴肺,脾胃虚寒。

治则:散寒活血,清肺化痰,温中和胃。

处方:葛根30g,羌活15g,姜黄15g,白附子6g,川芎30g,荆芥15g,天麻15g,瓜蒌30g,陈皮15g,干姜15g。

7剂,水煎服,每日1剂,早晚饭后服。

忌生冷之品、甜食,头背部避风寒。

点评:羌活、姜黄配伍,善除背部寒凝血瘀所致的背痛。夏季空调、电扇或秋冬季开窗睡觉,极易使头背受寒,寒凝不去而发病。

寅时腹痛案

李某,女,23岁。每天凌晨3:00—4:00腹痛反复发作3年,于2017年8月1日就诊。

3年前无明显诱因出现每天凌晨3:00—4:00腹痛难忍,可自行缓解,西医检查未见明显异常,服用中西药物无效,大便黏滞不畅,月经延期,白带少。

脉象:左关弱,左尺弦痰,右关弱痰,右尺痰。

辨证:肝脾两虚,痰浊痹阻。

治则:养肝健脾,化痰通便。

处方:熟地60g,当归15g,白芍15g,海藻30g,昆布30g,乌药

20g,泽泻 20g,路路通 20g,皂角刺 15g,白术 60g,干姜 15g,法半夏 30g,厚朴 15g,薏苡仁 15g,葛根 30g。

水煎服,每日 1 剂,早晚饭前 20 分钟口服。

忌生冷之品、甜食。

2017 年 8 月 9 日复诊:服药后出现腹泻,白带较前增多,腹痛时间明显缩短,可较快缓解,腹部有轻松感,稍感腹胀。

脉象:痰浊脉象明显好转。

中药守方再进 7 剂,余同前。共服药 28 剂,症状消失。

点评:此例患者的腹痛有典型的时辰特征,属寅时腹痛,属肺经,但脉象显示为腹部痰浊痹阻、气机不畅,而痰清气顺,则腹痛缓解。

口腔干燥案

马某,女,60 岁。因口腔干燥,饮不解渴半年余,于 2017 年 10 月 5 日就诊。

半年前出现口腔干燥,饮不解渴,西医全面检查未见异常,多寐,困倦乏力,大便黏滞不畅,说话即需饮水,痛苦异常。

脉象:左寸脉滑黏痰,左关弦弱,左尺弦湿,右寸滑黏痰,右关痰,右尺痰。

辨证:痰浊内蕴,肝郁化火,火邪上扰。

治则:清化上焦痰热,健脾化痰。

处方:天竺黄 30g,瓜蒌 30g,浮海石 30g,海蛤壳 30g,白术 60g,法半夏 30g,厚朴 15g,薏苡仁 15g,陈皮 15g。

水煎服,每日 1 剂,早饭前 20 分钟、晚饭后服。

忌甜食。

守方调治 4 个月余,体内黏痰脉象显著改善,口干好转,多寐,乏力显著减轻,仍时有口干,但饮水可缓解。

脉象:左寸滑稍痰,左关弦弱,右寸滑痰,右关滑弱,右尺痰。

调方:天竺黄 15g,瓜蒌 30g,天花粉 15g,陈皮 15g,葛根 30g,薏苡仁 15g,白术 60g,厚朴 15g,白芍 30g,女贞子 15g。

水煎服,每日1剂,早饭前20分钟、晚饭后服。

点评:患者服药7个月余,体内痰浊消失,口干消失。口腔干燥,由体内痰浊痹阻、津液不升所致,痰浊祛,则津升,诸症消失。脉象所示为痰浊痰热,口干非阴虚所致。

雷诺病案

张某,女,60岁。因手指颜色发白、色暗逐渐加重半年,于2017年12月15日就诊。

半年来出现双手指颜色遇寒变白,且逐渐向掌指关节发展,时有麻木、隐痛感,得温减轻。

脉象:左寸弱,左关弱,右寸弱,右关弱,右尺痰,尺下痰。

辨证:气血亏虚,血脉不畅,下焦痰浊阻络。

治则:益气养血,化痰通络。

处方:黄芪60g,党参30g,炙甘草15g,桂枝10g,鸡血藤30g,薏苡仁30g,路路通20g,独活20g,威灵仙30g,当归15g,枸杞15g。

水煎服,每日1剂,早饭前20分钟、晚饭后服。

服药30剂,症状改善不明显,脉象无变化,守法调方:

黄芪90g,党参30g,炙甘草15g,桂枝10g,当归15g,枸杞15g,薏苡仁15g,独活20g,威灵仙30g,路路通20g。

水煎服,每日1剂,早饭前20分钟、晚饭后服。

服药10剂,右寸、右关脉弱好转,手指颜色有红润感,仍觉手指遇寒色白,但较前改善,守方再进。后觉服药有口干、偶有心烦,脉见滑象,与桂枝助心阳、通血脉有关。方中再加知母10g,热象改善,守方治疗。

点评:黄芪由60g加到90g,补气之力明显,效果显现。

热盛似寒案

王某,女,56岁。因全身畏寒肢冷2年余,于2013年5月7日就诊。

2 年来出现全身畏寒,得温则舒,食欲好,口干,口苦,心烦,多梦,大便不畅,屡服药不效,畏寒逐步加重,舌质暗淡,苔薄白。

脉象:左寸滑湿,左关滑湿,左尺滑湿,右寸滑湿,右关滑湿,右尺滑湿。

辨证:湿热内蕴,热盛似寒。

治则:清热化湿。

处方:黄连 10g,黄芩 15g,黄柏 15g,大黄 15g,龙胆 10g,葛根 30g。

7 剂,水煎服,每日 1 剂,早晚饭后服。

二诊:自觉畏寒明显减轻,舌质转红润,守方再进 5 剂而愈。

点评:因症状与舌象似寒证,屡进热药不愈,脉象提示为肝火内扰、湿热内蕴,依脉处方而愈。脉象可以反映人的真实世界。

寒盛似热案

关某,男,54 岁。因燥热多汗多年,于 2015 年 7 月 10 日就诊。

多年来出现燥热多汗,手足发热,初饮凉茶有效,但症状反复发作,食欲不振,大便不畅,乏力。

脉象:右寸湿,右关弱湿,右尺湿,尺下湿。

辨证:脾胃虚寒,脾肾阳虚,湿邪内蕴,经气不畅。

治则:温中健脾,温补脾肾,祛湿通络。

处方:白术 15g,茯苓 15g,干姜 15g,补骨脂 15g,苍术 15g,厚朴 15g,薏苡仁 15g,蚕砂 20g(布包),路路通 20g,白豆蔻 10g(后下),葛根 30g。

7 剂,水煎服,每日 1 剂,早晚饭后服。

忌生冷之品。

点评:患者自觉燥热汗出,手足发热,多认为是热证或阴虚发热,然脉象显示为脾胃虚寒、湿邪内蕴。服药 2 个月余,脉象和缓,食欲正常,汗出减少,手足发热、怕热感消失,体暖身凉。这种病案,在广东多见。

第二节 妇科医案

月经量少、延期案

张某,女,46 岁。月经量少、延期,于 2016 年 10 月 17 日就诊。

月经量少、延期,白带少,多寐,眼睛干涩。

脉象:左寸弱痰,左关弱,左尺痰。

辨证:肝血不足,痰浊痹阻。

治则:养血化痰。

处方:熟地 60g,当归 15g,枸杞 15g,海藻 30g,昆布 30g,乌药 20g,泽泻 20g,路路通 20g,陈皮 15g,川贝 10g,石菖蒲 20g。

7 剂,水煎服,每日 1 剂,饭后服。

忌甜食,避免用眼过度。

点评:月经延期,白带少或无白带,与进食甜食有关。痰浊痹阻,经脉不畅,导致月经延期,淋漓不净。

漏 证 案 一

张某,女,40 岁。因月经淋漓不净 20 余天,于 2016 年 10 月 19 日就诊。

此次月经淋漓不净 20 余天,西医 B 超检查未见异常,欲刮宫治疗,患者拒绝,要求中药治疗。

脉象:左关弱弦滑,左尺滑弦涩,右关痰。

辨证:肝血不足,肝郁化火,火邪下扰,气滞血瘀,痰湿困脾。

治则:凉血疏肝,活血止血,化痰健脾。

处方:熟地 60g,女贞子 15g,阿胶 15g(烊化),茜草 15g,乌贼骨 30g,黄柏 10g,血余炭 30g,法半夏 15g,陈皮 15g。

7剂,水煎服,每日1剂,早晚饭后服。

调情志。

点评:功能性子宫出血比较常见,中医脉诊多为血虚肝郁,气血不调,情绪波动即会出血,血虚、血热均可出现,治疗以养血止血为主,偏热者处方同上,无热者以阿胶、艾叶为主,均可获效。

漏 证 案 二

赵某,女,27岁。因月经淋漓不净间断发作1年余,于2016年10月16日就诊。

月经淋漓不净,有血块、色暗,无白带,小腹胀痛,眼睛干涩,颈背疼痛,右耳鸣。

脉象:左寸上一部弦,左寸弦,左关弦弱,左尺弦涩痰,右寸上一部弦紧,右寸上二部弦紧,右寸浮弦紧痰,右关弦,右尺湿。

辨证:寒凝血脉,痰浊内蕴,肝血不足。

治则:养血温经,化痰散寒。

处方:熟地60g,当归15g,枸杞15g,海藻30g,昆布30g,乌药20g,泽泻20g,路路通20g,蒲黄15g(布包),乌贼骨30g,白术60g,厚朴15g,薏苡仁15g,葛根30g,羌活15g,川芎30g,荆芥15g,细辛6g。

7剂,水煎服,每日1剂,早饭前20分钟、晚饭后口服。

忌生冷之品、甜食,避风寒。

二诊:2016年10月23日。服药后无效,脉象无变化。

处方:熟地60g,当归15g,枸杞15g,海藻30g,昆布30g,乌药20g,泽泻20g,路路通20g,蒲黄15g(布包),炮姜15g,白术60g,厚朴15g,薏苡仁15g,葛根30g,羌活15g,川芎30g,荆芥15g,细辛6g,瓜蒌30g。

7剂,水煎服,每日1剂,早饭前20分钟、晚饭后口服。

三诊:2016年10月30日。服药后白带较前增多,月经仍淋漓不净、有血块,颈背酸痛消失,仍有耳鸣。

处方:熟地60g,当归15g,枸杞15g,海藻30g,昆布30g,乌药

20g,泽泻 20g,路路通 20g,蒲黄 15g(布包),炮姜 15g,三七 10g(冲服),肉桂 15g(后下),陈皮 15g。

7剂,水煎服,每日 1剂,早饭前 20分钟、晚饭后口服。

四诊:2016年 11月 6日。月经昨日停止,白带多,仍有耳鸣,咽干有痰。

脉象:左关弱,左尺稍弦,右寸上一部弦紧,右寸上二部浮弦,右寸痰。

辨证:妇科瘀血,寒凝,痰浊已清,头部寒邪未解,肺中痰浊。

治则:养血,散寒通络,化痰宣肺。

处方:熟地 60g,当归 15g,枸杞 15g,乌药 20g,泽泻 20g,路路通 20g,桔梗 15g,杏仁 15g,白前 20g,陈皮 15g,化橘红 15g,葛根 30g,羌活 15g,川芎 30g,荆芥 15g,细辛 6g。

14剂,水煎服,每日 1剂,早晚饭后服。

点评:此患者夏天工作一直在空调房中,温度在 20℃,寒凝血脉,经脉不畅,导致颈背酸痛、耳鸣、月经血块,加之进食甜食,痰浊痹阻,月经淋漓不止。服用止血药停止,停药后又出血,反复不愈,治疗后痰清寒散血脉通,而治愈。

先兆流产案一

黄某,女,31岁。因先兆流产,于 2016年 10月 5日就诊。

孕 12周,3天前出现腹痛,阴道出血,在本院妇科诊为先兆流产,B超示子宫内膜下出血,予对症治疗,出血止,仍觉小腹胀,隐痛。

脉象:左关弦涩,左尺弦涩,右关弦。

辨证:肝郁气滞,血脉瘀滞。

治则:疏肝理气,活血。

处方:保持心情愉快。

点评:临床因为情志变化出现先兆流产的也比较常见,因为怀孕,尽可能不用活血化瘀药,调节情绪,可自行缓解。

先兆流产案二

陈某,女,23 岁。因先兆流产,于 2016 年 8 月 19 日就诊。

孕 10 周,出现阴道流血 7 天,在本院妇科住院,B 超示宫腔积液,诊为先兆流产,予对症治疗,仍有少量出血。眼睛干涩,平素白带少。

脉象:左关弱,左尺痰,右关痰,右尺痰。

辨证:肝血亏虚,痰浊痹阻胞宫,肠胃痰湿。

治则:养血止血,化痰。

处方:①阿胶 15g(烊化),艾叶 15g,白芍 15g,陈皮 15g。7 剂,水煎服,每日 1 剂,早晚饭后服。②每日海带 50g,煲汤或凉拌。

忌甜食,避免用眼过度。

点评:由于电脑、手机的普及,广泛的应用,用眼过度,导致眼睛干涩、肝血耗伤的非常普遍。血虚与西医的性激素水平有密切关系,由此导致的先兆流产成为常见病,而宫腔积液则与进食甜食有关。传统的怀孕多吃水果补充维生素的说法,不一定正确,多数人会出现宫腔积液,而服用海带可以使宫腔积液消失,也易于被孕妇接受。治疗数十例,均治愈。

不 孕 案

王某,女,33 岁。因不孕多年,于 2016 年 10 月 20 日就诊。

婚后多年不孕,夫妻双方西医各项检查未见异常。眼睛干涩,月经不调,情绪易怒。

脉象:左关弱弦,左尺弦涩,右关弦涩。

辨证:肝血不足,肝郁气滞,血脉郁滞。

治则:养血活血,疏肝行气。

处方:熟地 60g,当归 15g,枸杞 15g,白蒺藜 15g,乌药 20g,泽泻 15g,合欢皮 30g,青皮 15g,陈皮 15g,木香 15g,五灵脂 15g(布包)。

7 剂,水煎服,每日 1 剂,早晚饭后服。

调情志。

点评:此例不孕由情志所致,越想怀孕,越难怀孕,过度紧张、焦虑,致情志不舒。情志不舒,直接影响到排卵。不想怀孕,就很容易怀孕,心情放松非常重要。同时血虚之人,极易导致情绪波动和月经量少,养血即疏肝。后随访,1个月后怀孕。

阴道辛辣灼热感案

陈某,女,44岁。因阴道辛辣灼热感2个月余,于2016年10月23日就诊。

患者自述既往喜食辛辣之品,2个月前出现阴道辛辣灼热感,西医妇科检查未见异常,寻中医治疗2个月无效,小腹胀满,食欲不振,乏力,白带正常。

脉象:左关弱弦,左尺弦湿,右寸湿,右关弦湿,右尺湿。

辨证:肝血不足,肝郁气滞,湿邪内蕴。

治则:养血疏肝,健脾祛湿。

处方:熟地60g,当归15g,枸杞15g,乌药20g,泽泻20g,路路通20g,杏仁15g,白豆蔻10g(后下),白术60g,苍术15g,厚朴15g,薏苡仁15g,葛根30g。

6剂,水煎服,每日1剂,早饭前20分钟、晚饭后服。

忌生冷之品、甜食。

点评:依患者自述,当为湿热下注,脉象显示为湿邪内困,气机郁滞,未见湿热脉象,依脉处方,调情志。

排卵期出血案

吴某,女,32岁。因排卵期出血,于2016年10月23日就诊。

经期过后10天少量出血,西医诊断为排卵期出血,要求中药治疗。

眼睛干涩,无白带,大便黏滞不畅。

脉象:左关弦弱,左尺黏痰弦涩,右关黏痰,右尺黏痰。

辨证:肝血不足,肝郁气滞,血脉郁滞,痰浊内蕴。

治则:养血调经,健脾化痰,通便。

处方:熟地 60g,当归 15g,枸杞 15g,海藻 30g,昆布 30g,乌药 20g,泽泻 20g,路路通 20g,皂角刺 15g,白术 60g,半夏 30g,厚朴 15g,薏苡仁 15g,葛根 30g。

水煎服,每日 1 剂,早晚饭前 20 分钟口服。

忌甜食,避免用眼过度。

点评:痰浊痹阻所致的排卵期出血是常见病、多发病,去除痰浊,则恢复正常。由于气候的影响,岭南气候以湿气为主,天人相应,白带多是人体排湿的自然反应,没有白带则是不正常的,是痰浊痹阻。

肥胖、月经量少案

李某,女,22 岁。身体肥胖超重,月经量少,于 2016 年 10 月 30 日就诊。

月经量少,眼睛干涩,身体超重肥胖,食欲可,大便正常,白带正常。中西医治疗无效。

脉象:左关弱,余脉和缓。

辨证:血虚。

治则:补血调经。

处方:熟地 60g,当归 15g,白芍 15g,枸杞 15g,泽泻 10g,乌药 15g,路路通 20g,陈皮 10g。

水煎服,每日 1 剂,早晚饭后服。

避免用眼过度。

肥胖、停经案

王某,女,19 岁。肥胖,停经半年,于 2015 年 8 月 15 日就诊。

肥胖,停经半年,进食少,眼睛干涩,脱发。

脉象：左关弦弱，右关弦弱。

辨证：肝血不足，脾胃虚寒。

治则：养血调经，温中健脾。

处方：熟地 60g，当归 15g，枸杞 15g，乌药 15g，泽泻 15g，路路通 20g，白术 60g，干姜 15g，厚朴 15g，薏苡仁 15g，葛根 30g。

水煎服，每日 1 剂，早晚饭后服。

避免用眼过度。

点评：因血虚停经或月经量少后出现身体肥胖，超重的，是比较常见的，尤其是年轻女性，且部分女性发生性激素紊乱。中医脉诊显示肝血亏虚。本例患者服药 2 个月，体重未再增加，服药 3 个月，月经正常，体重下降至正常。血虚肥胖应该引起重视，呈现多发趋势。血虚与内分泌失调有关，同时血虚还会导致多囊卵巢或卵巢早衰。

产后乳少案一

李某，女，26 岁。产后乳少，于 2016 年 11 月 1 日就诊。

半月前行剖宫产，产后乳少、约 60ml，3 天前因家事情绪波动，产乳约 10ml，食欲可，大便时有不畅

脉象：左关弦，右关弦痰，右尺痰。

辨证：肝郁气滞，肝气犯胃，肠胃痰湿。

治则：疏肝行气，开胃通乳。

处方：白芍 30g，青皮 15g，橘核 15g，王不留行 15g，路路通 20g，通草 10g，白术 60g，半夏 15g，陈皮 15g，厚朴 15g，薏苡仁 15g，干姜 15g，葛根 30g。

5 剂，水煎服，每日 1 剂，早饭前、晚饭后服。

忌生冷之品、甜食，调情志。

点评：肝气郁滞，乳脉不畅，疏肝气，通乳脉，散结气，健脾开胃，升清降浊，气血通畅，乳自下。

产后乳少案二

卢某,女,23岁。产后乳少,于2016年11月1日就诊。

产后1个月,乳少,食欲不振,大便不畅。

脉象:右关痰弱,右尺痰。

辨证:脾胃虚寒,痰湿内蕴。

治则:温中健脾,化痰通便。

处方:白术60g,半夏30g,干姜15g,厚朴15g,薏苡仁15g,小茴香15g,葛根30g,路路通20g。

5剂,水煎服,每日1剂,早晚饭前20分钟口服。

忌生冷之品、甜食。

点评:广东人产后坐月子,有吃猪脚姜、醪糟酒的习惯,同时因为担心会有热气,又有服用清补凉茶的,导致产妇脾胃虚寒,痰湿内困,食欲不振,无饥饿感,使脾胃生化无源,导致乳少。这是比较常见的现象,治疗以温中健脾、祛痰通便、开胃法,食欲正常,大便通畅,乳自下。

月经不调、白带多案

徐某,女,36岁。因月经不调,白带多,于2016年10月31日就诊。

月经量少,白带多,月经延期,淋漓不净,食欲不振,大便不畅,时有乏力。

脉象:左关弱,左尺痰弦,右关弱,右尺痰。

辨证:肝脾两虚,下焦痰浊痹阻。

治则:养血健脾,祛痰。

处方:熟地60g,当归15g,枸杞15g,海藻30g,昆布30g,乌药20g,泽泻20g,路路通20g,白术60g,干姜15g,厚朴15g,薏苡仁30g,葛根30g。

7 剂,水煎服,每日 1 剂,早晚饭前 20 分钟口服。

忌生冷之品、甜食。

点评:小腹痰浊痹阻,多以无白带或白带少为主要表现,亦有少部分人出现白带多、淋漓不净,脉象同,用药同,痰浊消除,白带就会恢复正常。

妊娠呕吐案一

李某,女,22 岁。孕 75 天呕吐,胃胀痛 2 天,于 2016 年 12 月 7 日就诊。

孕 75 天反复呕吐,2 天前出现胃胀痛,饥不欲食,在本院住院治疗。中医会诊。

脉象:右寸滑痰,右关滑弱浮涩,右尺湿,左尺浮弦。

辨证:脾胃虚热,胃气瘀滞,痰热蕴肺。

治则:健脾清胃,化痰止呕。

处方:白术 15g,竹茹 15g,陈皮 15g,芦根 30g,佛手 15g,麦芽 15g,鸡内金 15g,焦山楂 15g,瓜蒌 30g。

水煎服,每日 1 剂,5 剂,早晚饭后服。

忌辛辣之品、甜食。

点评:此妊娠呕吐因胃中郁火、胃气不降、气滞血瘀所致,考虑早孕,避免用活血药,治疗以止呕为主,佐焦山楂活血止痛。

妊娠呕吐案二

杨某,女,37 岁。孕 2 个月恶心呕吐,于 2016 年 12 月 6 日就诊。

孕 2 个月出现恶心呕吐,阴道少量出血,食欲不振,畏寒肢冷,伴头晕,住院治疗,效不显,要求中药治疗。

脉象:左寸上一部弦,左寸上二部弦,左寸弱,左关弱,左尺黏痰,右寸上一部弦,右寸痰,右关弦痰弱,右尺痰。

辨证:肝血不足,脾胃虚寒,痰浊内蕴,颈筋失和,寒客脑脉。

治则:养血止血,温中健脾。

处方:阿胶 15g(烊化),白芍 15g,艾叶 15g,白术 15g,干姜 15g,陈皮 15g,砂仁 10g(后下)。

7 剂,水煎服,每日 1 剂,早晚饭后服。

忌生冷之品、甜食,勿使颈部疲劳,少用眼。

点评:此例恶心呕吐,伴有头晕,实则与妊娠无关,是由于低头看手机导致供血不足所致。西医按妊娠呕吐治疗无效转中医治疗,嘱其颈部按摩。

产后子宫出血案

宾某,女,23 岁。产后 2 个月子宫出血,于 2016 年 12 月 7 日就诊。

产后 2 个月,宫腔出血,淋漓不净,小腹胀痛,彩超示子宫增大、宫腔内积血,便秘。

脉象:左关弱,左尺脉弦涩痰,右关痰,右尺痰。

辨证:痰浊痹阻,血脉郁滞。

治则:养血活血止血,健脾祛痰通便。

处方:熟地 30g,当归 15g,白芥子 15g,海藻 30g,昆布 30g,乌药 20g,泽泻 20g,路路通 20g,蒲黄 30g(布包),益母草 30g,白术 60g,法半夏 30g,厚朴 15g,薏苡仁 15g。

6 剂,水煎服,每日 1 剂,早晚饭前 20 分钟口服。

忌甜食。

点评:广东坐月子有习惯,吃猪脚姜、醪糟酒,都比较甜,导致体内痰浊内生,痹阻胞宫,导致恶露不畅,瘀血阻滞,部分人还会导致乳少,所以这一风俗还是要根据体质来定,否则会给身体造成伤害。

第三节　儿科医案

走路不稳案

孙某,男,2.6 岁。因走路不稳半年,于 2016 年 10 月 18 日就诊。

半年前无明显诱因出现走路不稳,突然跌倒,在深圳市儿童医院做相关检查,未见明显异常,要求中药治疗。

脉象:右寸弱痰,右关弱痰,右尺浮弦痰,尺下弦痰,左寸弱滑,左关弦,左尺弦湿,尺下弦湿。

辨证:心脾两虚,脾胃虚寒,痰湿内蕴,寒客下焦,经脉不畅,肝郁气滞,火邪扰心。

治则:温中健脾,化痰除湿,散寒通络,柔肝养心。

处方:白术 15g,干姜 10g,法半夏 10g,薏苡仁 10g,厚朴 10g,独活 15g,威灵仙 10g,白芥子 10g,白芍 15g,甘草 6g,肉桂 6g(后下),制附子 6g,木瓜 10g。

5 剂,水煎服,每日 1 剂,多次少量口服。

忌生冷之品、甜食,下肢避风寒、注意保暖。

二诊:2016 年 10 月 23 日。家长述走路较前平稳,食欲好转。

脉象:右关缓,右尺痰浮紧,右尺下痰,左关缓,左尺浮弦痰,左尺下痰。

辨证:脾胃已暖,下焦痰浊未清,寒邪未散。

治则:健脾祛痰,散寒通络。

处方:白术 15g,厚朴 10g,薏苡仁 15g,白芥子 10g,独活 15g,威灵仙 10g,制附子 6g,肉桂 6g(后下),乌药 10g,泽泻 10g,木瓜 15g。

6 剂,水煎服,每日 1 剂,多次口服。

三诊:脉象左关弦,左尺弦紧,左尺下弦紧,右关痰,右尺痰浮弦,右尺下浮弦痰。

行走、跑较前平稳好转,左下肢寒邪未清,右腰腿寒邪显著好转。

调方:白芍 15g,肉桂 10g(后下),乌药 10g,泽泻 10g,白芥子 10g,木瓜 15g,白术 15g,半夏 10g,厚朴 10g,薏苡仁 10g,干姜 10g,独活 15g,威灵仙 10g,杜仲 10g,制附子 6g。

7 剂,水煎服,每日 1 剂,多次频服。

四诊:2016 年 11 月 6 日。可以自行走跑,无摔倒现象,其母述治疗前走路一定要抱,现在已无要求。脉象示痰浊寒邪均减轻,守法调方再进 7 剂。

处方:白芍 15g,肉桂 6g(后下),乌药 10g,泽泻 10g,白芥子 10g,木瓜 10g,白术 15g,干姜 10g,厚朴 10g,薏苡仁 10g,独活 15g,威灵仙 15g,制附子 6g,路路通 10g,海风藤 10g。

7 剂,水煎服,每日 1 剂,少量多次频服。

五诊:2016 年 11 月 13 日。脉象左关脉弦,左尺脉弦稍紧湿,左尺下脉弦痰,右关弱痰,右尺湿,右尺下缓

辨证:左下肢寒邪未清,痰湿痹阻,右下肢已愈。

调方:白芍 15g,肉桂 10g(后下),乌药 10g,泽泻 10g,威灵仙 15g,白芥子 10g,白术 10g,半夏 10g,厚朴 10g,薏苡仁 15g,路路通 10g。

7 剂,水煎服,每日 1 剂,口服。

六诊:2016 年 11 月 21 日。脉象左尺稍弦,尺下缓稍痰,余脉缓。行走跑步正常,上方再进 7 剂停药。

点评:制附子、半夏同用,制附子散腰腿寒邪,半夏祛胃中痰浊,各司其职,服药过程中,脉象同时减轻,未见副作用。

双足踝肿物伴疼痛案

李某,女,6 岁。因双足踝肿物伴疼痛 2 个月余,于 2016 年 2 月 21 日就诊。

2 个月前出现双足踝疼痛,并出现肿物,在当地医院做磁共振成像(MRI)检查示骨囊肿伴骨质破坏。查双足踝外侧隆起,质软,皮色正常,双侧大小一致,约 3cm×4cm,压痛,行走不利,食欲不振,大

便少。

脉象：左寸痰，左尺痰，左尺下痰，右寸痰，右关痰，右尺痰，右尺下痰。

辨证：脾胃虚弱，痰浊内蕴，经脉不畅。

治则：健脾化痰通络。

处方：桔梗 15g，杏仁 15g，白前 15g，白术 15g，法半夏 10g，白芥子 10g，川贝 5g，海藻 15g，昆布 15g，威灵仙 15g，独活 15g，厚朴 10g，薏苡仁 15g，青风藤 10g，泽泻 10g，炙甘草 15g。

7 剂，水煎服，每日 1 剂，早饭前 20 分钟、晚饭后服。

忌生冷之品、甜食。

二诊：2016 年 2 月 29 日。服药后食欲有好转，大便增多，余无变化。前方去炙甘草，加路路通 10g，14 剂。

三诊：2016 年 3 月 14 日。右足踝囊肿缩小，约 2cm×2cm，左足无变化，疼痛减轻。前方去青风藤，再进 14 剂。

四诊：2016 年 3 月 28 日。右足踝无变化，左足踝无变化，疼痛不明显，食欲好转，大便正常。脉诊右关、尺、尺下痰脉明显减轻，余无变化。前方加干姜 10g，再进 14 剂。

五诊：2016 年 4 月 10 日。右足踝囊肿不明显，右关、尺脉痰脉消失，余脉无变化。前方去半夏、路路通，加陈皮 10g。再进 20 剂。

六诊：2016 年 5 月 1 日。右足踝囊肿消失，左足踝囊肿约 2cm×2cm，较前缩小。脉诊右寸痰，左寸痰，左尺痰，左尺下痰，右关稍痰、右尺、右尺下缓。

调方：桔梗 15g，杏仁 15g，白前 15g，白术 15g，陈皮 15g，干姜 15g，白芥子 10g，川贝 5g，海藻 15g，昆布 15g，威灵仙 15g，薏苡仁 15g，泽泻 10g，半夏 15g。20 剂。

七诊：2016 年 5 月 22 日。左足踝囊肿 2cm×1cm，无压痛，守方再进 30 剂。

八诊：2016 年 6 月 19 日。右关脉缓，前方去半夏，再进 30 剂。

九诊：2016 年 7 月 17 日。服药期间出现下肢红色丘疹、瘙痒，脉诊较前无变化。前方加蚕砂 15g、路路通 15g、独活 15g，再进 30 剂。

艾叶 20g,水煎外洗,日 1 次。

服药期间,患儿奶奶给予甜食,右足踝再次出现囊肿,方中加半夏 15g。

十诊:2016 年 8 月 14 日。皮疹消失,双足踝囊肿 1cm×1.5cm,脉诊同前。

处方:桔梗 15g,杏仁 15g,白前 15g,白术 15g,干姜 10g,芥子 10g,川贝 5g,海藻 15g,昆布 15g,威灵仙 15g,薏苡仁 15g,泽泻 10g,半夏 15g,路路通 10g,厚朴 10g。再进 30 剂。

后随访,囊肿消失,无不适主诉。

点评:脾胃虚寒,痰浊内蕴,痹阻经脉,与进食甜食相关。治疗过程中,家人给予苹果进食后,囊肿即作。

哮 喘 案

谢某,女,8 岁。因哮喘反复发作,于 2015 年 6 月 5 日就诊。
患儿 4 岁开始被诊断为哮喘,虽经中西医治疗,仍反复发作。
哮喘,胸闷,气短,痰难咳出,纳差,乏力。
脉象:右内上弦痰,右寸黏痰,右关痰,右尺痰,左寸弦弱痰。
辨证:心脾两虚,黏痰阻肺,寒客咽喉。
治则:益气养心,温中健脾,清化黏痰。
处方:桔梗 15g,苦杏仁 15g,白前 20g,法半夏 15g,陈皮 15g,干姜 15g,化橘红 15g,旋覆花 20g(布包),荆芥 15g,炙甘草 15g,枳壳 10g,川贝 5g,白芥子 10g。

水煎服,每日 1 剂,早晚饭后服。

忌甜食、面食,头部避风寒。

服药 3 个月后,偶有咳喘,自服孟鲁司特钠(顺尔宁)可以缓解,未再住院治疗。处方服用 12 个月,有痰咳出,食欲好转。哮喘未再发作。

由于饮食不注意,体内痰浊时有反复,间断服药治疗,哮喘未再发作。

点评:接诊的哮喘患者,尤其是儿童,都有肺中黏痰阻塞的脉象,外感引发,痰黏难咳,导致哮喘,痰清则哮喘可愈,所以甜食与哮喘密切相关。从小吃奶粉,喜食甜食,黏痰积肺,有可能会导致哮喘。

过敏性紫癜案

杨某,6岁。在北京诊为过敏性紫癜,服用中西药物无效,于2012年12月30日就诊。

食欲不振,大便数日1次,皮肤散在出血点。服用中西药物无效。

脉象:左寸痰,左关痰,左尺痰,右寸痰,右关痰,右尺痰。

辨证:脾虚痰浊内蕴。

治则:温中健脾,化痰。

处方:白术15g,清半夏15g,桔梗10g,苦杏仁10g,白前15g,干姜10g,厚朴10g,薏苡仁10g,白芥子10g,川贝10g,海藻15g,昆布15g,泽泻10g,路路通10g。水煎服,每日1剂。

嘱忌甜食、生冷之品。

服药4周后,紫癜消失。

点评:脾胃虚寒,痰浊内蕴,发为紫癜,多甜食过敏,去除痰浊,消除过敏原,病愈。

第四节　男科医案

早　泄　案

辛某,男,35岁。因早泄、性欲低下,于2016年10月20日就诊。

早泄,性欲低下,时有阳痿,困倦乏力,小便不畅,眼睛干涩,胃胀,腹胀,腰酸痛。

脉象:左关弦弱,左尺弦痰,右关弦,右尺弦痰。

辨证:肝血不足,肝郁气滞,痰浊痹阻。

治则:养血疏肝,化痰通络

处方:熟地 60g,当归 15g,白芍 15g,白蒺藜 15g,蜈蚣 2 条,海藻 30g,昆布 30g,威灵仙 30g,乌药 20g,泽泻 20g,白术 60g,干姜 15g,薏苡仁 15g,淫羊藿 30g,杜仲 30g。

7 剂,水煎服,每日 1 剂,早晚饭前 20 分钟口服。

忌生冷之品、甜食。

二诊:2016 年 11 月 2 日。脉象左关弦弱,左尺弦痰,右关弱,右尺少痰。小腹痰浊明显减少,自述性生活明显好转。守方再进 10 剂,余同前。

点评:性功能低下,包括性欲低下、早泄、阳痿,多与情志密切相关。肝脉绕宗筋,肾虚极少。另外,与痰浊痹阻有关,部分人去除痰浊,性功能恢复,但情志所致,恢复则因人而异。蜈蚣的疏肝兴阳之力,确有明显功效。

遗 精 案

郭某,男,25 岁。因遗精,于 2016 年 10 月 23 日就诊。

因遗精频繁,服用中药无效来诊。遗精,小便不畅,眼睛干涩,小腹胀满。

脉象:左关弦弱,左尺痰弦,右关弦。

辨证:肝血不足,肝气不舒,痰浊内蕴。

治则:养血疏肝,去痰止遗。

处方:熟地 60g,当归 15g,枸杞 15g,白蒺藜 15g,海藻 30g,昆布 30g,乌药 20g,威灵仙 30g,泽泻 20g,陈皮 15g。

7 剂,水煎服,每日 1 剂,早晚饭后服。

忌甜食。

二诊:2016 年 10 月 30 日。自述服药后未再出现遗精。脉象显示小腹痰浊明显减轻,守法再进 7 剂,余同前。

点评:既往中医治疗多以补肾固精止遗法,无效,脉象显示为痰浊痹阻,痰浊有时与西医所讲慢性炎症相关,痰浊去除,病愈。

阳痿、早泄案

曹某,男,35岁。因阳痿、早泄、性欲低下,于2016年10月31日就诊。

性欲低下,阳痿,早泄,眼睛干涩,食欲不振,腰酸乏力。

脉象:左关弦弱,左尺弦弱,右关弦弱,右尺弱。

辨证:肝血不足,肝郁气滞,脾肾阳虚。

治则:养血疏肝,温补脾肾。

处方:熟地60g,当归15g,白芍15g,白蒺藜15g,泽泻20g,乌药20g,蜈蚣2条,金樱子30g,路路通20g,干姜15g,陈皮15g,淫羊藿30g,杜仲30g。

7剂,水煎服,每日1剂,早晚饭后服。

忌生冷之品,调情志,适当运动。

点评:中医认为,肝经绕阴器,性功能的失调多与肝密切相关。临床所见,情志失和,紧张,情绪易激,都容易导致早泄阳痿,也就是讲,越紧张,越容易导致性功能障碍。肝血亏虚,肝失所养,更易导致紧张,所以补肝血,可以使精神放松,肝脉调和,性功能恢复;脾肾阳虚,会出现畏寒肢冷,也可使欲望下降,而温补脾肾,有助提高性欲,但不能改善早泄。

精子活力下降案

黄某,男,41岁。因精子活力下降,于2016年11月2日就诊。

不育,精液检查,精子活力下降,乏力,小便尿不净,大便不畅,食欲不振,眼睛干涩。

脉象:左关弱,左尺痰弦紧,右寸痰,右关弱痰,右尺痰。

辨证:肝血不足,寒客小腹,脾虚痰浊内蕴。

治则:养血温经,健脾化痰。

处方:熟地60g,当归15g,枸杞15g,海藻30g,昆布30g,肉桂15g

（后下），乌药 20g，泽泻 20g，威灵仙 30g，桔梗 15g，苦杏仁 15g，白前 20g，白术 60g，半夏 30g，厚朴 5g，薏苡仁 15g，葛根 30g。

水煎服，每日 1 剂，早饭前 20 分钟，晚饭后服。

忌生冷之品、甜食。

点评：痰浊内蕴导致精子活力下降不育的非常多见，可以伴有前列腺炎、性欲低下等，去除痰浊，则精子可以完全恢复正常，补肾壮阳无益。

性欲冷淡案

茹某，男，52 岁。因性欲冷淡，于 2017 年 1 月 16 日就诊。

性欲冷淡，小便不畅，乏力，畏寒肢冷，食欲不振，眼睛干涩。

脉象：左关弦弱，左尺痰，右寸滑痰，右关痰弱，右尺痰弱。

辨证：肝血不足，肝郁化火，火邪犯肺，脾肾阳虚，痰浊内蕴。

治则：养血疏肝，温补脾肾，清肺化痰。

处方：熟地 60g，当归 15g，白芍 15g，枸杞 15g，白蒺藜 15g，海藻 30g，昆布 30g，威灵仙 30g，乌药 20g，泽泻 20g，瓜蒌 30g，白术 60g，法半夏 30g，干姜 15g，厚朴 15g，薏苡仁 30g，淫羊藿 30g。

7 剂，水煎服，每日 1 剂，早饭前 20 分钟、晚饭后服。

忌生冷之品、甜食。

点评：因痰浊内蕴导致性欲下降、性冷淡、阳痿、早泄的比较普遍，多与肾虚无关，且补肾治疗无效，而痰浊清除则可以迅速缓解。本例服药 28 剂，诸症消失，性欲恢复正常。

第五节 皮肤科医案

口 疮 案

刘某，男，40 岁。口腔溃疡反复发作 2 年余，于 2016 年 10 月 17

日就诊。

2年来,口腔溃疡反复发作,服用中西药物效果不明显,食欲一般,大便黏腻不畅,乏力。

脉象:右寸痰,右关弱痰,右尺痰。

辨证:脾虚痰浊内蕴。

治则:健脾化痰。

处方:桔梗15g,杏仁15g,白前20g,白术60g,法半夏30g,厚朴15g,薏苡仁15g,干姜15g,白芷15g,葛根30g。

7剂,水煎服,每日1剂,早饭前20分钟、晚饭后服。

忌生冷之品、甜食。

点评:由于脾虚或体质原因,进食甜食,导致痰浊内生,不能排出体外,出现口疮,非上火所致。

面部痒疹案一

吉某,女,30岁。面部痒疹,潮红半年余,于2016年9月18日就诊。

面部痒疹,伴面部潮红,乏力,食欲不振,大便不畅,月经量少,延期。

脉象:右寸痰,右关弱痰,右尺痰,左关弱痰,左尺痰。

辨证:肝脾两虚,痰湿内蕴。

治则:健脾化痰,养血调经。

处方:桔梗15g,杏仁15g,白前20g,白术60g,法半夏30g,厚朴15g,薏苡仁15g,熟地60g,当归15g,枸杞15g,海藻30g,昆布30g,乌药20g,泽泻20g,路路通20g。

水煎服,每日1剂,早饭前20分钟、晚饭后口服。

忌生冷之品、甜食,减少看电脑、手机时间。

点评:痰浊内蕴,在每个个体的表现各有不同,但病因病机相同,治法相同,所谓异病同治。

面部痒疹案二

胡某,女,34 岁。面部红色皮疹、瘙痒半年余,于 2016 年 11 月 14 日就诊。

半年来出现面部红色皮疹、瘙痒,经中西医治疗仍反复发作,胃胀,食欲不振,大便可。

脉象:右寸痰,右关弦痰弱,右尺湿,左寸湿。

辨证:脾胃虚寒,痰湿内蕴。

治则:温中健脾,化痰除湿。

处方:白术 60g,半夏 30g,厚朴 15g,薏苡仁 15g,干姜 15g,白芷 15g,蜂房 15g,荆芥 15g,桔梗 15g,杏仁 15g,白前 20g,石菖蒲 20g,葛根 30g。

7 剂,水煎服,每日 1 剂,早饭前 20 分钟、晚饭后服。

忌生冷之品、甜食。

点评:外观红色皮疹,中医多认为是湿热,多以清热解毒、祛风止痒为法,而脉象则提示脾胃虚寒、痰湿内困,其皮疹是痰湿所致。

湿 疹 案 一

段某,女,21 岁。皮肤瘙痒,下肢湿疹 4 个月,于 2016 年 10 月 20 日就诊。

4 个月前出现皮肤瘙痒,下肢痒疹,以夜间明显,中西医治疗无效,来诊。乏力,大便不畅,月经量少,白带少。4 个月前食用过多甜食、饮料。

脉象:右寸痰稍滑,右关黏痰,右尺黏痰,尺下黏痰,左寸黏痰,左关弱,左尺痰。

辨证:脾虚痰浊内蕴,肝血不足。

治则:健脾祛痰,养血。

处方:桔梗 15g,杏仁 15g,白前 20g,瓜蒌 30g,白术 60g,法半夏

30g,厚朴 15g,薏苡仁 30g,远志 10g,熟地 60g,当归 15g,枸杞 15g,海藻 30g,昆布 30g,乌药 20g,泽泻 20g,路路通 20g,独活 20g。

7剂,水煎服,每日 1 剂,早饭前 20 分钟、晚饭后服。

忌甜食,避免用眼过度。

点评:湿疹与进食甜食密切相关,必须严格忌口,体内痰浊消失,则病愈。

湿 疹 案 二

黄某,女,46 岁。因手足湿疹多年,月经错后,于 2016 年 10 月 20 日就诊。

手足湿疹多年,外用中西药物无效,脱皮,瘙痒,近 3 个月月经错后 20 天,量少,喜食甜食糖水。

脉象:右寸滑痰,右关弱黏痰,右尺黏痰,尺下黏痰,左关弦弱,左尺弦。

辨证:脾虚痰浊内蕴,肝血不足,肝郁气滞。

治则:健脾祛痰,养血疏肝。

处方:桔梗 15g,杏仁 15g,瓜蒌 30g,白术 60g,法半夏 30g,厚朴 15g,薏苡仁 15g,葛根 30g,熟地 60g,当归 15g,枸杞 15g,白蒺藜 15g,乌药 20g,泽泻 20g,路路通 20g。

7剂,水煎服,每日 1 剂,早饭前 20 分钟、晚饭后服。

忌甜食。

点评:进食甜食,痰浊内生,发为湿疹。

湿 疹 案 三

某女,5 岁,混血儿。因皮肤湿疹 3 个月余,于 2015 年 6 月 10 日就诊。皮疹,流水,瘙痒,色红,腰臀部、下肢多发,背部散在,大便不畅、日 2~4 次,食欲不振,喜食巧克力。中西药物治疗无效。

脉象:右关弱痰,右尺黏痰。

辨证:脾虚,肠胃痰浊痹阻。

治则:健脾化痰,通便。

处方:白术 30g,干姜 10g,厚朴 10g,薏苡仁 15g,路路通 10g,葛根 15g,蚕砂 15g,白芥子 10g,玄明粉 3g(兑服,每日 1 次兑入中药中,饭前 20 分钟口服)。

5 剂,水煎服,每日 1 剂。

艾叶 15g,水煎 5 分钟,外洗,每日 1 次。

忌甜食。

复诊:大便通畅,食欲好转,湿疹减轻,原方再进 5 剂。

后家长来电,湿疹消失,停药。

点评:进食甜食,体内生痰,不能排出,痰浊痹阻,引发湿疹。

阴囊皮炎案

李某,男,34 岁。因阴囊皮炎 20 余年,于 2016 年 12 月 7 日就诊。

20 年前在湖南出现阴囊瘙痒,未予诊治,近几年西医外治,症状反复发作,阴囊皮肤增厚、色淡红,可触及小的颗粒状物,二便正常,眼睛干涩。

脉象:左关弱,左尺滑痰,右寸稍滑痰。

辨证:肝血不足,下焦痰火,肺中痰热。

治则:养血清化痰热。

处方:熟地 60g,当归 15g,枸杞 15g,海藻 30g,昆布 30g,泽泻 20g,黄柏 10g,土茯苓 30g,地肤子 30g,瓜蒌 30g,陈皮 15g。

7 剂,水煎服,每日 1 剂,早晚饭后服。

忌甜食。

点评:皮肤病多为人体内失调的外在表现,西医治疗注重于外在的治疗,而体内的痰毒不清,外发所以久治不愈。

双颌下脓疱疮案

文某,女,44 岁。双颌下脓疱疮反复发作,于 2016 年 8 月 12 日就诊。

双颌下脓疱疮反复发作多年,大便正常,食欲好。

脉象:右寸滑黏脓痰,右关痰,右尺痰。

辨证:黏痰、脓痰、痰热蕴肺,脾虚痰浊。

治则:清化脓痰,健脾化痰。

处方:瓜蒌 30g,浮海石 30g,冬瓜子 30g,鱼腥草 30g,桔梗 15g,法半夏 30g,陈皮 15g。

7 剂,水煎服,每日 1 剂,早晚饭后服。

忌甜食。

点评:进食甜食,痰浊内蕴,发于外,可以有多种表现。本例喜食甜食,集结于肺日久,服用本方 20 剂后,脓疱疮消失,但脉象未见明显好转,继续守方服药治疗 3 个月余,痰浊脉象消失,诸症痊愈。

右小腿疮疖反复不愈案

李某,女,29 岁。因右小腿疮疖反复不愈 3 个月,于 2016 年 12 月 4 日就诊。

自述 3 个月前可能因蚊虫叮咬出现右小腿下 1/3 处红肿流脓,西医治疗后,局部仍反复肿胀、流脓、疮口不愈合、面积 3cm×3cm,右下肢酸沉,大便不畅。

脉象:右寸痰滑,右关痰,右尺痰,右尺下痰。

辨证:痰浊痹阻,筋肉失养。

治则:祛痰通络。

处方:瓜蒌 30g,白术 60g,半夏 30g,厚朴 15g,薏苡仁 30g,独活 20g,威灵仙 30g,白芥子 15g,皂角刺 15g。

7 剂,水煎服,每日 1 剂,早饭前 20 分钟、晚饭后口服。

忌甜食。

点评:肺脾大肠痰浊内蕴,痰浊下注,导致下肢筋肉失养,发为脓疮。

臀部疮疖案

李某,男,34 岁。因臀部疮疖 3 周,于 2016 年 11 月 1 日就诊。

3 周前出现右臀部疮疖,肿痛,流脓,服用清热解毒中药及外用药,具体用药不详,无好转,右臀部可见大小约 2cm×3cm 疮疖,色暗红,有脓,疼痛,无发热,大便不畅,食欲一般。

脉象:右关痰弱,右尺痰弱。

辨证:脾胃虚寒,痰浊内蕴。

治则:温中健脾,化痰通便。

处方:白术 60g,半夏 30g,干姜 15g,厚朴 15g,薏苡仁 15g,白芥子 15g,白芷 15g,皂角刺 15g,黄芪 30g。

5 剂,水煎服,每日 1 剂,早晚饭前 20 分钟口服。

忌生冷之品、甜食。

点评:患者服用 5 剂后,自述疮肿明显缩小,大便通畅,食欲好转,再进 5 剂,症状消失。疮疖有因热者,有因寒者,有因痰浊者,临证当细辨之,不可见疮疖就清热解毒。

全身散在脓疱疮案

杨某,女,42 岁。因全身散在脓疱 1 年 2 个月,于 2017 年 11 月 2 日就诊。

2016 年 9 月,无明显诱因出现全身散在水疱,在香港某医院诊断为脓疱疮,具体治疗不详,症状未见好转。多寐,困倦,乏力,胃胀,胸闷,大便不畅,无白带,下肢沉重。

脉象:左寸弦痰,左关弦痰,左尺弦痰,左尺下痰,右寸滑痰,右关弦痰弱,右尺痰,右尺下痰。

辨证:痰浊内蕴,肝郁气滞。

治则:健脾行气,祛痰解毒。

处方:远志 15g,枳壳 15g,白芥子 15g,海藻 30g,昆布 30g,威灵仙 30g,乌药 20g,泽泻 20g,桔梗 15g,瓜蒌 30g,冬瓜子 30g,苦杏仁 15g,白术 60g,法半夏 30g,厚朴 15g,陈皮 15g,薏苡仁 30g,蚕砂 20g (布包),路路通 20g,皂角刺 15g,白芷 15g,青皮 15g。

水煎服,每日 1 剂,早饭前 20 分钟、晚饭后服。

忌甜食,放松心情。

点评:痰毒内蕴,积久而发,饮食所致。

鼻唇沟疮疖、甲沟脓肿案

彭某,男,45 岁。鼻唇沟疮疖、甲沟脓肿 1 周,于 2017 年 3 月 2 日就诊。

1 周前出现鼻唇沟疮疖,甲沟脓肿逐渐增大,内服外用抗生素无效。头痛,鼻塞,乏力,大便不畅。

脉象:左寸上一部弦紧,左内上弦,左寸弱,左关弱,左尺弦紧,右寸上一部弦紧,右内上弦,右寸痰,右关痰弱,右尺痰。

辨证:气虚寒凝,痰浊痹阻。

治则:益气健脾化痰,散寒解毒通络。

处方:黄芪 30g,白术 60g,白芷 15g,川芎 30g,细辛 6g,荆芥 15g,露蜂房 15g,全蝎 6g,皂角刺 15g,桔梗 15g,苦杏仁 15g,白前 20g,法半夏 30g,厚朴 15g,薏苡仁 30g。

水煎服,每日 1 剂,早饭前 20 分钟、晚饭后服。

忌甜食,头部避风寒。

点评:寒凝痰浊内蕴是疮疖的主要原因。寒散痰清,则诸症消失。"诸痛痒疮,皆属于火",非也。

脂溢性脱发案

黄某,女,31 岁。因脂溢性脱发 2 年余,于 2016 年 8 月 10 日就诊。

2年来出现脱发,头部毛发稀疏,油性大,眼睛干涩,皮肤瘙痒,时有皮疹,食欲不振,大便不畅。

脉象:左关弱,左尺湿,右关弱痰,右尺痰。

辨证:肝血亏虚,脾胃虚寒,痰湿内蕴。

治则:养血生发,温中健脾,化痰除湿。

处方:熟地60g,当归15g,枸杞15g,白蒺藜15g,泽泻20g,路路通20g,白术60g,法半夏30g,薏苡仁15g,厚朴15g,干姜15g,葛根30g。

7剂,水煎服,每日1剂,早饭前20分钟、晚饭后口服。

忌生冷之品、甜食,避免用眼过度。

点评:脱发与血虚有关,头发油腻、皮肤痒疹与体内痰湿有关,所以治以养血健脾、化痰除湿。

第六节　肿瘤医案

胃癌肺转移案

庄某,女,84岁。诊断为胃癌肺转移1周,于2016年10月13日就诊。饥不欲食,乏力,失眠多年,难入睡,时有头晕,平素体健。

脉象:右寸滑黏痰,右关痰稍滑,左寸滑痰,左关弦。

辨证:痰浊内蕴,肝郁化火,火邪扰心犯肺,痰火夹杂,痰浊困脾。

治则:清化痰热。

处方:瓜蒌30g,海蛤壳30g,浙贝15g,法半夏30g,陈皮15g,天竺黄30g,黄连6g,葛根30g,天麻15g。

水煎服,每日1剂,早中晚饭后服。

忌甜食。

二诊:2016年10月20日。自述身体较前轻松,睡眠好转,时有头晕,胃胀痛。

调方:瓜蒌30g,海蛤壳30g,冬瓜子30g,鱼腥草30g,浙贝母

15g,半夏 30g,陈皮 15g,天竺黄 30g,葛根 30g,天麻 15g,白芍 15g,女贞子 15g。

7 剂,水煎服,每日 1 剂,早晚饭后服。

三诊:2016 年 10 月 31 日。自述胃痛减轻,大便时有色黑。

脉象:左寸滑痰,右寸滑痰,右关缓痰,右尺湿。

辨证:心肺痰浊未减,脾胃痰浊减少。

调方:天竺黄 30g,瓜蒌 30g,海蛤壳 30g,冬瓜子 30g,桔梗 15g,白术 15g,半夏 30g,陈皮 15g,血余炭 30g,白及 15g,炒麦芽 15g,白芍 15g。

7 剂,水煎服,每日 1 剂,早晚饭后服。

注意大便颜色,如有柏油样便,及时来院就诊。

点评:肿瘤的发生,可为进食甜食,生痰内阻,积久而发。肿瘤患者痰浊多见,且难去除。

宫颈癌案

罗某,女,77 岁。诊断为宫颈癌 10 天,于 2016 年 10 月 8 日就诊。

因小腹坠胀疼痛、出血,在广州某医院诊断为宫颈癌,因病属晚期,无有效治疗,家属来诊要求中药治疗。有长期喜食甜食习惯,现有糖尿病病史。

脉象:左尺脉黏痰弦涩,左关弦弱,左寸弦弱,右寸滑痰,右关弦弱,右尺痰。

辨证:心脾两虚,肝血不足,肝气不舒,小腹黏痰瘀滞,肺中痰热。

治则:益气养血,化痰解毒。

处方:熟地 60g,当归 15g,枸杞 15g,黄芪 30g,白术 60g,厚朴 15g,薏苡仁 15g,海藻 30g,昆布 30g,威灵仙 30g,泽泻 20g,白芥子 15g,土茯苓 30g,土鳖虫 15g,瓜蒌 30g。

水煎服,每日 1 剂,早饭前 20 分钟、晚饭后服。

忌甜食。

点评:久进甜食,痰浊内生,积于小腹,而发癌症。中药加减治疗,患者服药至今,阴道时有黄水排出,无其他不适,精神好,小腹痰浊减少,但未清除,病症向好,坚持服药治疗中。

舌癌术后案

谭某,女,49 岁。因舌癌术后,于 2013 年 10 月 21 日就诊。

患者因左边舌癌在北大深圳医院手术,术后无特殊治疗,要求中药治疗。平素性情急躁,肝火旺盛,心烦易怒,口干口苦,眼睛干涩,食欲不振,大便不畅。

脉象:左内上滑湿,左寸滑湿,左关弱滑,左尺弦湿,右内上滑湿,右寸滑湿,右关湿弱,右尺湿弱。

辨证:肝阴不足,肝火上扰,脾胃虚寒,湿邪内蕴。

治则:滋阴降火,温中祛湿。

处方:黄连 10g,黄芩 15g,干姜 15g,白花蛇舌草 30g,蚤休 15g,白术 60g,厚朴 15g,薏苡仁 15g,熟地 60g,女贞子 15g,白蒺藜 15g,泽泻 20g。

7 剂,水煎服,每日 1 剂,早晚饭后服。

忌生冷之品、甜食,调情志,坚持服药治疗。

至 2016 年 10 月 23 日:

脉象:左内上稍滑,左寸弱稍滑,左关弱稍滑,左尺稍湿,右内上稍滑,右寸缓,右关缓,右尺缓。

辨证:肝阴不足,心气虚,虚火上扰。

治则:滋阴养肝,养心清热。

处方:熟地 60g,女贞子 15g,醋龟甲 30g,白芍 30g,郁金 15g,川楝子 10g,炙甘草 30g,连翘 30g,泽泻 20g,陈皮 15g,玄参 15g,白花蛇舌草 15g。

水煎服,每日 1 剂,早晚饭后服。

坚持服药 5 年余,多次复查未见复发,脉象显示肝阴虚一直存在,服用滋阴养肝中药,情绪容易控制,偶有舌体手术处有水疱,可自愈。

点评:治疗舌癌 2 例,脉象显示均为肝火盛、脾气暴躁之人。

肝　癌　案

田某,男,41 岁。因发现肝癌 1 个月,于 2013 年 10 月 12 日就诊。

有乙肝病史 20 余年,每年体检未见异常,1 个月前体检发现肝内占位,在广州某医院诊断为肝癌。无不适主诉,无饮酒吸烟史,食欲好,大便畅,夜寐安,性格开朗。

脉象:左寸弱,左关弱,左尺缓,右寸缓弱,右关缓弱,右尺缓。

辨证:气血不足。

治则:补益气血。

处方:黄芪 60g,女贞子 15g,熟地 30g,枸杞 15g,炙甘草 15g,泽泻 10g,陈皮 10g。

7 剂,水煎服,每日 1 剂,早晚饭后服。

点评:收入此病案,因为在诊治疾病过程中,比较少见,脉象相对平和,无不良嗜好,性格开朗,每年体检,本不应发病,今年体检突然出现巨块性占位,所以诊治疾病还是要慎重。此例患者做了肝移植手术,后失访。

直肠癌术后化疗后肝肺转移案

李某,男,62 岁。因直肠癌术后化疗后肝肺转移,肝介入治疗后,于 2016 年 8 月 25 日就诊。

1 年前在广州中山肿瘤医院诊断为直肠癌,肝肺转移,行直肠癌切除术,肝介入治疗,全身化疗,后服用中药治疗。就诊时自觉乏力,食欲不振,大便不畅,夜难入寐,眼睛干涩,小便不畅,咽干有痰。

脉象:右寸滑黏痰,右关弱痰,右尺黏痰,左寸弱黏痰,左关弱滑,左尺黏痰。

辨证:心脾两虚,脾胃虚寒,痰浊内蕴,肝阴不足,肝郁化火。

治则:健脾温中,化痰除湿,养肝安神。

处方:白术 60g,半夏 30g,干姜 15g,厚朴 15g,薏苡仁 15g,瓜蒌 30g,海蛤壳 30g,冬瓜子 30g,金荞麦 30g,熟地 60g,女贞子 15g,海藻 30g,昆布 30g,威灵仙 30g,乌药 20g,泽泻 20g,白蒺藜 15g,酸枣仁 30g,夜交藤 90g。

30 剂,水煎服,每日 1 剂,早饭前 20 分钟、晚饭后服。

忌生冷之品、甜食。

二诊:2016 年 9 月 25 日。食欲好转,大便通畅,小便好转,夜寐转安,仍有痰。

脉象:右寸滑痰,右关弱缓,右尺缓,左寸痰,左关弦弱,左尺湿。

辨证:肺中脓痰未清,肝血不足,肝气不舒。

治则:养肝健脾,清化脓痰。

处方:熟地 60g,女贞子 15g,白芍 15g,白蒺藜 15g,泽泻 20g,乌药 20g,白术 60g,厚朴 15g,薏苡仁 15g,瓜蒌 30g,冬瓜子 30g,海蛤壳 30g,金荞麦 30g。

30 剂,水煎服,每日 1 剂,早饭前 20 分钟、晚饭后服。

三诊:2016 年 10 月 25 日。时有眼睛干涩,食欲好,偶有胃胀,嗳气,咽干,少痰。

脉象:右寸滑痰,右关弦缓,右尺缓,左寸痰,左关弦弱,左尺湿。

辨证:心肺痰浊未清,肝阴不足,肝气犯胃。

治则:养肝健脾,清化脓痰。

处方:瓜蒌 30g,海蛤壳 30g,冬瓜子 30g,金荞麦 30g,远志 15g,白术 60g,厚朴 15g,薏苡仁 15g,熟地 60g,女贞子 15g,白芍 15g,白蒺藜 15g,泽泻 20g,乌药 20g,桔梗 15g。

30 剂,水煎服,每日 1 剂,早饭前、晚饭后服。

调情志。

点评:甜食致病,肝郁气滞,火邪犯肺,火与痰结,导致转移。肿瘤患者的情志,是最重要的。情志不舒,气血失调,抗病力就会显著下降,加速肿瘤的发展,所以及时心理疏导很有必要。很多肿瘤患者就是由于情绪得不到疏解,使生存期明显缩短。

升结肠癌术后化疗后案

周某,男,45岁。升结肠癌术后化疗后,于2013年8月15日就诊。

患者自觉大便不畅,无其他不适。为汽车教练,长期饮用红牛饮料。

脉象:右关痰弱,右尺黏痰,左尺沉黏痰。

辨证:脾胃虚寒,痰浊内蕴。

治则:温中健脾,化痰通便。

处方:白术60g,法半夏30g,干姜15g,厚朴15g,薏苡仁15g,海藻30g,昆布30g,木香15g,白芷15g,冬瓜子30g,皂角刺15g,黄芪30g,玄明粉6g(兑服,每日服1次,饭前20分钟)。

水煎服,每日1剂,早饭前20分钟、晚饭后服。

忌生冷之品、甜食。

此方守方服用8个月。

脉象:左尺脉浮取、中取黏痰,沉取缓,右关缓,右尺湿。前方去玄明粉,继续服至2016年10月,中间偶有进食甜食体内有痰浊生成,继续服药后消失,但左尺脉浮取中取仍为痰脉,但较前显著减轻,未消失,多次复查未见复发。

继续服药,忌甜食、面食。病已5年,复查未见异常。

点评:肿瘤切除,化疗后,脉象依然痰脉凝结,即肿瘤生长的内环境没有改变,这是西医治标不治本的结果,也是疾病复发和转移的根本。

直肠癌术后化疗后转移案一

陈某,女,72岁。因直肠癌术后化疗后9个月复发肝转移、腹腔转移,家属拒绝西医治疗,于2016年6月23日来诊。

腹胀,腹痛,纳差,大便不通。

脉象:右关弦紧涩痰,右尺痰,左关弦弱,左尺弦紧涩痰。

辨证:脾胃虚寒,痰浊内蕴,气滞血瘀,肝血不足,肝郁气滞。

治则:温中健脾,化痰除湿,疏肝行气活血。

处方:白术 60g,法半夏 30g,干姜 15g,薏苡仁 15g,厚朴 15g,小茴香 15g,莪术 30g,海藻 30g,昆布 30g,泽泻 20g,木香 15g,五灵脂 15g(布包),桃仁 10g,吴茱萸 3g,当归 15g,白芍 15g。

水煎服,每日 1 剂,早晚饭前 20 分钟口服。14 剂。

忌生冷之品、甜食、面食,调节心情。

复诊:大便较前通畅,有排气,食欲稍好转。

脉象:左关弱,左尺弦涩痰,右关弦痰涩,右尺弦痰。

上方减吴茱萸,再进 14 剂。

三诊:食欲明显好转,大便通畅,仍有腹胀,隐痛,眼睛干涩。

白术 60g,法半夏 15g,干姜 15g,薏苡仁 15g,木香 15g,莪术 30g,厚朴 15g,黄芪 30g,熟地 60g,当归 15g,枸杞 15g,泽泻 20g。14 剂。

四诊:仍有腹胀,隐痛,余无不适。

脉象:左关弱,左尺弦涩痰,右关弦缓,右尺缓。

熟地 60g,当归 15g,枸杞 15g,白蒺藜 15g,泽泻 20g,海藻 30g,昆布 30g,白术 60g,厚朴 15g,薏苡仁 15g,黄芪 30g,莪术 30g,三棱 30g,炒麦芽 15g,鸡内金 15g。14 剂。

服药治疗中。

直肠癌术后化疗后转移案二

李某,女,65 岁。直肠癌术后化疗后复发,腹腔、膀胱、肝转移,再次化疗效果不佳,要求中药治疗,于 2015 年 9 月 6 日就诊。

尿频,尿急,尿少,尿不出,小腹痛,大便不畅,食欲不振,乏力。

脉象:右寸滑痰,右关弦痰弱,右尺痰,左关弦弱,左尺弦涩痰。

辨证:脾胃虚寒,肝血不足,气滞血瘀,痰毒内蕴。

治则:温中健脾,养血活血,行气化痰。

处方:白术 60g,法半夏 30g,干姜 15g,厚朴 15g,薏苡仁 15g,瓜蒌 30g,熟地 60g,当归 15g,白芍 15g,桃仁 15g,海藻 30g,昆布 30g,乌药 20g,泽泻 20g,威灵仙 30g,皂角刺 15g。

水煎服,每日 1 剂,早饭前 20 分钟、晚饭后口服。14 剂。

忌生冷之品、甜食。

二诊:大便稍好转,尿频次数减少,守方再进 14 剂。

守方服用 3 个月后,小便正常,食欲可,大便通畅。复查,肿瘤稳定,无增大缩小。

脉象:左关弦弱,左尺弦涩,右关弦弱,右尺湿,右寸滑痰。

辨证:肝血不足,气滞血瘀,脾胃虚寒,痰热蕴肺。

治则:养血疏肝,温中健脾,清肺化痰。

处方:熟地 60g,当归 15g,白芍 15g,泽泻 20g,乌药 20g,皂角刺 15g,威灵仙 30g,白术 60g,干姜 15g,薏苡仁 15g,瓜蒌 30g,土茯苓 30g。

水煎服,日 1 剂,早饭前、晚饭后服。

服药治疗中。

左乳腺癌术后化疗中案

高某,女,46 岁。因左乳腺癌术后化疗中,于 2016 年 10 月 30 日就诊。

患者因左乳腺癌术后化疗中,要求中药治疗。心烦,夜难入寐,气短,眼睛干涩,胃胀,嗳气,食欲不振,乏力。自述发病前有半年时间因工作原因极度紧张、恐惧。

脉象:左寸弱弦,左关弱滑,左尺弦,右寸弱,右关弱痰,右尺痰。

辨证:心脾两虚,肝阴不足,肝火内郁,肠胃痰湿。

治则:益气养血安神,健脾行气开胃。

处方:炙甘草 30g,熟地 60g,女贞子 15g,泽泻 15g,郁金 15g,酸枣仁 30g,夜交藤 90g,龙骨 30g,牡蛎 30g,炒麦芽 15g,黄芪 30g,白术 60g,半夏 15g,薏苡仁 15g,厚朴 15g,鸡内金 15g。

7 剂,水煎服,每日 1 剂,早饭前 20 分钟、晚睡前 1 小时口服。

忌甜食,放松心情。

点评:乳腺癌多与长时间情绪过度紧张、抑郁、恐惧、暴怒等有关。本例发病前有半年时间因工作原因极度紧张、恐惧,导致乳腺癌发生,属于发病较快者。就诊时,患者的心情已得到舒缓。

第七节 其他医案

耳鸣、便秘案

陈某,男,21岁。左耳鸣,便秘反复发作3个月,于2016年10月10日就诊。

脉象:左寸上一部弦紧涩,右寸弱,右关弱,右尺湿。

辨证:寒凝脑脉,脾胃虚寒,湿困大肠。

治则:温经散寒通络,温中健脾,祛湿通便。

处方:川芎30g,荆芥15g,细辛3g,全蝎颗粒2包(冲服),白术60g,干姜15g,厚朴15g,生薏苡仁15g,黄芪30g,防风15g。

水煎服,每日1剂,早饭前20分钟、晚饭后服。

忌生冷之品,头部避风寒,适当运动。

点评:耳鸣为临床常见病,多为头部受寒日久、脑脉不畅所致,或与颈部疲劳、供血不足有关,治疗以祛风散寒通络为主,与传统中医所讲肾虚、肝郁、肝火无关。

双足肿胀疼痛案

张某,男,24岁。因双足肿胀疼痛,行走不利2天,于2016年7月12日就诊。

2天前出现双足肿胀疼痛,行走不利,查尿酸正常。夏季睡觉,电扇直吹双脚。

脉象:左右尺下二部弦紧涩湿。

辨证:寒凝血脉,湿邪内蕴。

治则:温经散寒,除湿通络。

处方:透骨草 30g,桂枝 30g,红花 15g,独活 20g,路路通 20g,防风 15g。

3 剂,水煎泡脚,每次 20 分钟,日 2 次。

足底避风寒。

点评:寒凝血脉,温经通脉即可。夏季时,避免空调、电扇对身体直吹,否则极易发病。

右足踝、小腿疼痛、浮肿案

李某,女,48 岁。右小腿、足踝疼痛、浮肿 1 个月,于 2016 年 10 月 15 日就诊。

自述 1 个月前在广州顺德某医院行下肢静脉曲张、静脉血栓术,术后出现右小腿、足踝疼痛、浮肿,住院期间腰椎 CT 示腰椎间盘膨出(腰 3-4、腰 4-5、腰 5-骶 1),患者无腰部不适,于其他医院就诊,局部敷药、针刺、内服中药无效。

脉象:右关弱痰,右尺痰浮弦,右尺下痰,左关弱痰,左尺痰,左尺下痰。

辨证:寒客腰府,肝脾两虚,痰湿阻络。

治则:散寒壮腰,养肝健脾,化痰除湿,通络。

处方:独活 20g,桑寄生 30g,杜仲 30g,威灵仙 30g,白芥子 15g,熟地 60g,当归 15g,白芍 15g,海藻 30g,昆布 30g,乌药 20g,泽泻 20g,白术 60g,法半夏 30g,厚朴 15g,薏苡仁 15g,路路通 20g,土鳖虫 10g。

7 剂,水煎服,每日 1 剂,早晚饭前 20 分钟口服。

配合腰椎牵引、按摩。

忌生冷之品、甜食,腰部保暖。

点评:左小腿、足踝痛与腰椎间盘膨出压迫神经有关,病位在腰,病症在小腿、足踝,浮肿与痰湿有关。

左耳聋、停经、足踝浮肿案

邢某,女,40岁。左耳聋2年,停经3个月,足踝浮肿,于2016年10月17日就诊。

2年前出现左耳聋,西医诊断为突发性耳聋,治疗后无效,未再治疗。3个月来出现停经,否认怀孕,足踝经常浮肿,困倦乏力,无饥饿感,大便不畅,眼睛干涩,脱发,下肢沉重,多寐,头昏沉。

脉象:左寸上一部弦涩,左寸上二部弦,左寸弱湿,左关弱湿,左尺湿痰,尺下湿痰,右寸上一部缓,右寸湿痰,右关弱湿痰,右尺湿痰,尺下湿痰。

辨证:寒凝左脑脉,心脾两虚,肝血亏虚,痰湿内蕴。

治则:升清散寒通络,养血调经,健脾化痰除湿。

处方:川芎30g,荆芥15g,全蝎颗粒2包(冲服),葛根30g,熟地60g,当归15g,枸杞15g,海藻30g,昆布30g,乌药20g,泽泻20g,白术60g,法半夏15g,厚朴15g,薏苡仁15g,独活20g。

7剂,水煎服,每日1剂,早晚饭前20分钟口服。

忌生冷之品、甜食,左头部避风寒,尽可能减少看电脑、手机时间。

点评:耳鸣多与头部受寒、脉络不畅有关,与肾虚、肝火无关。

双手食指关节肿痛案

张某,女,49岁。双手食指关节肿痛2个月,于2016年10月17日就诊。

2个月来出现双手食指关节肿痛,西医检查未见异常,自述到北方出差未治疗,症状消失,回到深圳又发作。

脉象:右寸滑痰,右关滑痰,右尺滑痰,左尺痰。

辨证:痰热痹阻。

治则:清化痰热。

处方:瓜蒌 30g,海蛤壳 30g,浙贝 15g,厚朴 15g,薏苡仁 30g,白术 60g,海藻 30g,昆布 30g,乌药 20g,泽泻 20g,葛根 30g。

7 剂,水煎服,每日 1 剂,早饭前 20 分钟、晚饭后服。

忌辛辣之品、甜食。

复诊:服药后腹泻 3 天,手指关节肿痛显著改善,身体有轻松感,脉象示体内痰浊减半,守方再进 7 剂。

点评:食指或手指关节肿痛多见,与风湿、类风湿无关,脉象显示多为痰浊阻络,尤以寒痰阻络多见。但病因是痰浊,与进食甜食有关。

葡萄膜炎案

唐某,男,35 岁。因葡萄膜炎 2 年,于 2016 年 8 月 16 日就诊。

2 年前西医诊断为葡萄膜炎,治疗后病情稳定,但停药后症状即作,要求中药治疗。

眼睛干涩,乏力,食欲不振,大便不畅。

脉象:左关滑弱,右寸痰,右关弦痰弱,右尺痰。

辨证:肝阴不足,脾胃虚寒,痰浊内蕴。

治则:养肝明目,温中健脾,化痰除湿。

处方:熟地 60g,女贞子 15g,醋龟甲 30g,白蒺藜 15g,泽泻 15g,白术 60g,半夏 15g,厚朴 15g,薏苡仁 15g,干姜 15g,葛根 30g。

7 剂,水煎服,每日 1 剂,早饭前、晚饭后服。

忌生冷之品、甜食。

点评:葡萄膜炎是人体外在表现,脉象显示导致疾病的病因病机,依脉处方,调整体内阴阳平衡而愈。

结膜水肿、虹膜炎案

任某,女,39 岁。因结膜水肿、虹膜炎 3 个月余,于 2017 年 12 月 15 日就诊。

3个月前因结膜水肿在香港某医院诊断为虹膜炎,结膜水肿待查? 予西药激素治疗,症状缓解,但停药即复发,要求中药治疗。

自觉乏力,困倦,眼睛干涩,大便不畅,食欲不振,咽干有痰,月经量少。

脉象:左关弦弱,右寸白黏痰,右关弱痰,右尺痰。

辨证:肝血亏虚,脾胃虚寒,痰浊内蕴。

治则:养血明目,温中健脾,化痰通便。

处方:熟地 60g,当归 15g,白芍 15g,枸杞 15g,白蒺藜 15g,泽泻 20g,乌药 20g,旋覆花 20g(布包),桔梗 15g,苦杏仁 15g,白前 20g,白术 90g,法半夏 15g,厚朴 15g,薏苡仁 15g,白芥子 15g,干姜 15g。

水煎服,每日 1 剂,早饭前 20 分钟、晚饭后服。

忌生冷之品、甜食。

守方服药 2 个月。

2018 年 3 月 1 日复诊:已自行停用激素,结膜水肿轻微,食欲好转,大便较前通畅,仍有眼睛干涩。

脉象:左关脉弱,右寸滑腻,右关缓稍痰,右尺脉痰,较前显著减少。

处方:熟地 60g,当归 15g,白芍 15g,枸杞 15g,白蒺藜 15g,乌药 20g,泽泻 20g,瓜蒌 30g,海蛤壳 30g,白术 60g,清半夏 15g,厚朴 15g,薏苡仁 15g,葛根 30g。

15 剂,水煎服,每日 1 剂,早饭前 20 分钟、晚饭后服。

忌甜食。

点评:患者服药 8 个月,体内痰浊消失,症状未再出现,身体各部恢复正常。痰浊致病,百病皆生于痰,此言不虚。

右胁痛、痛经、鼻炎案

周某,女,15 岁。因右胁肋疼痛、痛经、鼻炎,于 2016 年 10 月 10 日就诊。

脉象:左关弦涩弱,左寸滑弱,左尺弦湿,右寸滑,右关弦,寸上弦。

辨证:肝血不足,气滞血瘀,郁火上扰,肝气犯胃,寒客头面。

治则:养血疏肝,活血清热,和胃理气,散寒通窍。

处方:熟地 30g,当归 15g,白芍 15g,赤芍 10g,青皮 15g,陈皮 15g,泽泻 15g,路路通 15g,乌药 15g,黄芩 15g,荆芥 15g,辛夷 15g(布包),蜂房 10g。

水煎服,每日 1 剂,早晚饭后口服。

调情志,头部避风寒,避免用眼过度。

点评:胁肋为肝经所过,临床胁肋胀痛病症多见,很多人相关检查未见异常。脉象示肝郁气滞、血脉郁滞,治以疏肝理气、活血化瘀,可使症状消失。若再次情绪失和,会再次出现。

左下肢畏寒案

天某,男,65 岁。左下肢畏寒反复发作 3 个月,于 2016 年 12 月 11 日就诊。

左下肢畏寒,无浮肿,彩超示左下肢动脉硬化伴小斑块形成,无浮肿,无肢体疼痛。血脂高,服用西药治疗,下肢畏寒无改善,要求中药治疗。

脉象:左关弱,左尺痰,左尺下痰。

辨证:肝血不足,痰浊阻络。

治则:养肝血,化痰浊,通经络。

处方:熟地 60g,当归 15g,枸杞 15g,海藻 30g,昆布 30g,威灵仙 30g,乌药 20g,泽泻 20g,独活 20g,白芥子 15g,皂角刺 15g,路路通 20g,陈皮 15g。

7 剂,水煎服,每日 1 剂,早晚饭后服。

忌甜食。

点评:从脉象分析,为痰浊阻络、经气不畅所致,非寒凝。

眼睑浮肿,上眼睑、左颞部青斑案

张某,女,58 岁。因眼睑浮肿,上眼睑、左颞部青斑多年,于 2016 年 12 月 14 日就诊。

上眼睑、左颞部青斑,眼睑浮肿多年,西医相关检查未见异常,困倦乏力,食欲不振,大便不畅,畏寒肢冷,眼睛干涩,困倦难入睡。

脉象:左寸上一部弦,左寸痰,左关弦弱,左尺弦湿,尺下弦湿,右寸上一部弦,寸上二部弦,右寸痰浮弦,右关弦痰弱,右尺痰浮弦,右尺下痰浮弦。

辨证:心脾两虚,肝血不足,肝郁气滞,脾胃虚寒,痰湿内蕴,风寒外袭。

治则:温中健脾,化痰除湿,养血疏肝,散寒通络。

处方:白术 60g,半夏 15g,干姜 15g,厚朴 15g,薏苡仁 15g,独活 20g,蚕砂 20g(布包),路路通 20g,制附子 12g,葛根 30g,羌活 15g,熟地 60g,当归 15g,白芍 15g,枸杞 15g,乌药 15g,泽泻 20g。

7 剂,水煎服,每日 1 剂,早饭前 20 分钟、晚饭后口服。

忌生冷之品、甜食,避风寒。

点评:脾胃虚寒,痰湿内蕴,脾不运化,导致眼睑浮肿,这里除外了其他病变。

附：人为什么会得病？谈中医养生

这部分内容是我在企业、学校、社区作养生讲座的讲稿。讲座20余场,受到广泛认可和好评。

什么是中医养生?

中医养生就是在中医理论指导下,预防疾病的一整套方法。

简单讲,养生,就是调养身体,让自己如何避免生病。

也可以讲,每次疾病的发生,都会有其发病的原因,中医会告知你得病的原因,如何避开这些致病因素,就不会得病,这就是养生。

中医看病是治疗导致疾病的原因、是治本,西医治病是看结果、是根据检查结果来治疗,二者的治疗体系有着本质的区别。

今天所讲的问题,有一些是比较普遍的社会问题,不分男女老幼,对人体有很大的潜在危害,尤其是针对年轻人的工作生活方式所出现的身体不适,也可以称之为亚健康,但也有些人开始出现不同的病症,希望今天给大家讲一讲,能够引起关注。

从中医角度来谈谈如何养生,如何防止人体从亚健康到积劳(久)成疾。打个比方,就像一部汽车,小问题经常修一修,可以长跑,如果出现大问题,就可能发生事故,需要大修,需要更换零件,需要较长时间的修理,还有可能就报废了。所以我希望大家关注自己的身体,注意自身的保养。

今天谈的第一个问题就是被西医诊断为眼干燥症的问题。

大家都清楚,眼干燥症是由于用眼过度造成的,如久视电脑、手机,甚至是看书过久,导致视物疲劳,出现眼睛干涩、干痒、干痛、流泪。西医往往给开一些滴眼药,有缓解,但不能治好。中医是如何认知的呢? 中医有本很古老的书,叫《黄帝内经》,可能很多人都知道,讲到"久视伤肝",也就是说,看得多会耗伤人体的肝血,也就是通常所讲的会导致人"血虚"。那么，血虚除导致眼睛干涩外，对人体还有那些影响呢？

1. 导致脱发 中医讲"发为血之余"。现在因脱发来看中医的患者很多，尤其是年轻人，其原因就是用眼过度，导致血虚，才出现了脱发。

2. 月经问题 现在女性出现月经量少、月经错后，甚至停经的很多，成为一个比较普遍的问题。而且因为停经导致身体肥胖的也很多，其原因还是血虚所致，各个年龄段都有。曾经治疗一个19岁女孩，半年没有来月经，突然出现身体肥胖，饮食很少，没有什么食欲，治疗3个月，月经正常，体重正常，饮食正常。有些人在医院检查会出现性激素失调，西医多诊断为多囊卵巢综合征，或诊断为卵巢早衰，少数人怀孕时出现孕酮低导致先兆流产。

3. 对情绪的影响 比如，会出现莫名其妙的紧张，情绪低落，情绪失控，或容易生闷气，或容易暴躁。现在看心理医生的也很多，也多与此有关。中医认为，肝主情志、主疏泄，当肝血虚的时候，血不柔肝，肝失柔养，导致肝失调和，极易出现情绪波动。极少数人血虚对情绪没有影响，这也与自己的性格有关。

4. 由于情绪波动日久，导致身体出现一系列病症。通俗地讲，当你不高兴的时候，全身五脏六腑、气血经络都会不高兴，都会出现失调，比如会出现咽炎、咽部异物感、胸闷、心烦、多梦、心慌、失眠、口干、口苦、胃胀、腹胀、肢体疼痛、胁肋胀痛、腹痛等症状，还会有如西医诊断的甲状腺疾病、催乳素升高、乳腺疾病、子宫肌瘤、胃炎、肠激惹综合征，甚至癌症等等。

由此可以看出，血虚对人体的危害极大。也可以讲，用眼过度，还会导致人体内分泌紊乱，会给人体带来极大危害，希望能引起大家高度重视。

养生指导：由于现代的社会，工作、学习几乎都离不开电脑、手机，难以完全避免，已经成为一个对人体危害最大的社会因素，建议大家除工作外，尽可能减少看电脑、手机的时间，早休息，减少用眼时间。中医调治以养肝血来处方治疗，可以明显减轻上述症状，比较严重的,可能需要一段时间的调理。对于停经(非怀孕),我的经验不建议服用西药把月经催下来。但社会上流传的大枣、桂圆补血是错误的,大枣没有补血的功效,桂圆补的是心血、对肝血无效。日常生活中,枸杞有养肝明目的作用,但作用较弱。

第二个问题是睡眠的问题。

这里作为一个题目来讲,因为睡眠障碍是门诊治疗中最常见、最多发的疾病。几乎 90% 的人都有不同程度的睡眠障碍。

睡眠轻浅,有点动静容易醒,或越想睡觉,脑子越静不下来,胡思乱想,很难入睡,或入睡醒后难入睡,或入睡快但醒得早,多梦,或很困但难入睡。除了这些表现外,还会有两种情况,一种是伴有气短、胸闷,常常有长出气或深吸气感觉舒服些,还有一种是气短、心烦,或有心慌、心悸,有些人还会有胸痛、刺痛等表现。

中医的解释是,思虑过度,想得太多了,心脾两虚,也就是大家所讲的气虚。想得多气虚,前面讲看得多血虚,所以作为年轻人来讲,气血虚的现象从看病角度的来看,还是非常普遍的。心气不足,心神不定,影响到睡眠。性格内向的人,多有气滞表现,以胸闷为主;性格外向的人,爱着急,爱发火,中医称之为肝郁化火,肝火扰心,就会出现心烦、心慌、心悸为主的表现。所以睡眠主要受两个因素影响,一是想得多,二是情绪,这在门诊已是常见、多发。中医治疗是根据每个人的具体情况辨证处方,也就是说,虽然都是失眠,但每个人的处方要依据每个人的具体情况来开药。有些被西医诊断为焦虑症、抑郁症,这个诊断,往往也会给人带来心理上的困扰,形成很大的心理负担,进而加重失眠。

养生指导:今天所讲,是希望大家对睡眠有一定的了解。超过九成的人都有不同程度的睡眠障碍,一是要放松心情,不要担心自己有了什么病,中药治疗是完全可以改善的,也不要因为被西医诊断为焦虑症、抑郁症而有更大的心理负担。依据我的临床经验,还是需要中药调治,服用西药黛力新(氟哌噻吨美利曲辛片)、舒乐安定(艾司唑仑)或其他药物的,可以通过中药调理,把西药逐步停掉,避免西药长期服用给身体带来一定的副作用。因为对于失眠来说,单纯自我调节有一定困难。失眠有比较明显的遗传因素，后面所讲还会涉及这个问题。

第三个问题是颈椎的问题。

久视电脑，低头工作，会导致肩颈肌肉疲劳甚至劳损，日久导致颈椎椎间盘膨出、突出，生理曲度变直等，有些人会有手指麻木、背痛等症状，有的还会压迫或刺激血管导致椎动脉供血不足，出现头晕、头昏沉、脑鸣、经期头痛、记忆力下降，严重者伴有恶心、呕吐、突然晕倒等。这也成为常见病、多发病，门诊接诊最小的是 2 岁。中药治疗可以缓解症状。

养生指导：

1. 注意颈部疲劳时不能转动，部分人会加重头晕。

2. 可以做颈部按摩等治疗。

3. 自我保健：每工作 1 小时，可以做耸肩、八段锦、自我按摩等。

4. 如果不是很严重，女性可以下班后抽时间跳广场舞、打羽毛球，练瑜伽则根据自身情况决定，男性可以打羽毛球、打篮球等，但跑步、骑自行车效果不明显。

第四个问题是腰椎问题。

久坐，着凉，最易导致腰椎病变，有些人是以腰痛来看病的，有些人是以膝关节痛来看病的，有些人是以足底足趾麻木来看病的，有些是不能行走、坐轮椅来看病的，病的根源在腰椎出了问题，做 CT 或 MRI 检查，多能诊断清楚。腰椎病变也是门诊最为常见的疾病之一，年轻人也很常见，尤其是夏天，空调、电扇直吹，导致腰部受寒，肌肉拘紧，腰椎受到牵拉，使病症发作。强调一下这个腰痛不是肾虚。中药治疗对腰痛的缓解效果明显，但要注意以下几个方面。

养生指导：

1. 腰部保暖。

2. 合理的运动。

3. 推拿、按摩有效。

4. 每天向后倒走 30 分钟，需要坚持 30 天左右。

5. 有腰椎病的人不能进行剧烈运动，如打羽毛球等。

第五个问题是空调的问题,也就是着凉致病。

在夏天因为开空调得病的人很多,现在有个说法叫空调病,实际上除了空调、电扇,晚上睡觉开窗都会着凉致病。

常见病症有鼻炎、咳嗽、感冒发热反复不愈、头痛、耳鸣、腰背痛、胃痛、宫寒、手足怕冷、腿抽筋、腹痛腹泻、腰腿痛、痛经、面瘫等。这是中医治疗的强项,服用中药可以完全治愈。

养生指导:希望空调温度能在26℃以上,不要直接对着人体吹,下班后能够走一走,出些汗,可以散散寒气。

第六个问题是饮食问题。

吃得不对会得病,这也是门诊最复杂、最多见、相对治疗时间比较长的疾病。

1. 过食寒凉 过食寒凉可导致食欲不振,没有饥饿感,吃也可以,不吃也可以,冬天会出现手脚怕冷,面色暗黄,黑眼圈,口淡无味等。常见寒凉之品如绿茶、冷饮、冰水等,尤其是在夏天。轻者可以通过饮食调节,重者服用中药可以治愈。

养生指导:调整饮食习惯,可以吃些胡椒、姜、辣椒等暖胃食物。

主要问题在这里:

2. 吃甜食得病最多 吃甜食会生痰,这些痰不仅在咽喉咳痰,还会有困倦睡不醒、打鼾、胸闷、口臭、口腔溃疡、牙龈肿痛、便秘、皮肤瘙痒、皮疹、皮炎、过敏性紫癜、湿疹、荨麻疹、皮肤痤疮、下肢浮肿沉重,女性月经延期、无白带,可能是盆腔炎、附件炎、盆腔积液、宫颈炎、输卵管不通、卵巢囊肿、巧克力囊肿、子宫内膜异位症(痛经)、不孕,男性小便尿不净、前列腺疾病、不育、精液不液化、死精、精子活力下降,以及男女性欲下降、慢性膀胱炎、高尿酸血症、痛风、关节炎、肿瘤等等。临床看的绝大部分病都与吃甜食有关,因进食这些食物产生的痰湿会在身体各处停留,导致人体出现不同的疾病。广东、广西这里坐月子喜欢喝醪糟酒、猪脚姜、红糖水,我发现喝完后会出现奶水减少、恶露不净、大便不畅等症状。

这些食物包括各种水果、大枣、桂圆、板栗、山药、红薯、南瓜、番茄、圣女果、马蹄、糖果、糖水、果汁、酸奶、蜂蜜、加糖酱油、鸡精、加糖糕点、面食等，以及啤酒、客家甜酒等。

大家是否觉得很奇怪？大家都说多吃水果，补充维生素对身体有好处。大家想一想，吃完水果后，大便通畅了吗？口腔溃疡好了吗？脸上的痘痘消失了吗？没有，反而会加重。吃面食也会得病？很多北方来广州、深圳的老人家，延续在北方的生活习惯，喜欢吃面食，认为吃面食养胃，结果因为大便不通、口臭、口腔溃疡、下肢沉重、下肢浮肿、关节肿痛、皮肤瘙痒等来看病的很多，吃药排掉体内的痰湿就好了，再吃面食又会这样。有些老人家说回到老家，这些病不用治就好了，确实是这样。在南方，吃面食体内也会产生痰湿。小麦生长在北方，而且南方产的米有祛湿的功效，而东北大米则没有祛湿的功效。所谓一方水土养一方人，就是如此。地域气候不同，饮食习惯就要随之而改变，否则也会得病。上面讲的这些食物是我本人 10 余年时间经过无数人反复把脉验证得来的，不是随便写出来的，以后大家可以切身体会一下。在看病的过程中，超过九成的人都有不同程度的表现，不分男女老幼，服用的中药绝大多数是以排除体内痰湿为主，也可以认为是排毒，痰湿清除了，症状也就消失了。

养生指导：要根据自己的体质来忌口，单纯吃药不忌口，吃了药也没有用，因为这是吃出来的病，而且痰湿的病，比较难治，吃药时间相对都比较长。接诊的患者中，最短的服药 2 个月，最长的服药有超过 1 年的，所以我讲甜食害死人。有一位癌症患者，服排痰的泻药，连续 1 年，才把体内痰浊排净，目前已经 6 年了，复查一切正常。

但也发现有些人吃这些食物没有问题，有些人在南方包括广东、东南亚吃就会这样，而去北方就没有问题，有些人走到哪里都不行。所以这里还有一个体质、气候致病的中医理论。

第七个问题是气候致病。

气候不同，地域不同，养生方法也不同。

中医叫"天人相应"，也可以讲气候因素在人体上的反应。

南方多湿。南方以进入广东韶关开始，一年四季湿气不断，有湿气多为正常的人体反应，而人体的湿气，主要是气候导致的。

湿气表现的临床症状多种多样，如口臭、口疮、不思饮食、大便黏滞不畅、便秘、胃肠息肉、溏泻、皮肤瘙痒、荨麻疹、湿疹、白带多、阴囊潮湿、思睡多寐、困倦乏力、头颈或局部汗出，或觉燥热或觉畏寒肢冷，尤其在阴雨天更为明显。这种气候特点与北方的干燥气候对人体的影响有极大的差别。有些外地人回家后不需要治疗症状就会消失。

目前各种养生讲座包括中医治病，延续了北方的传统中医养生治病理念，大多数忽略了南北气候的差异对人体的影响，适用于北方养生的方法，很多并不适合于南方。一干一湿，养生方法迥别。

气候特点致病比较明显的是南方到北方可不治自愈，回到南方又发作。很多人都会有切身体会。

养生指导：因为一年四季湿气不断，服药只是一个方面，建议大家通过运动出汗来排出体内湿气。可能很多人都有这个体会，如果躺在床上，会感觉越躺越累，而运动出汗后，会感觉神清气爽，轻松许多。

第八个问题是遗传问题。

根据我多年看病把脉的经验，发现以下情况有显著的遗传特点，也就是大家讲的，我是什么体质的问题。

每个人出生后都带有父母的遗传信息，也就是继承了父母的体质特点，或偏向于父亲，或偏向于母亲，或继承了父母双方的优点，或继承了缺点，或优缺点都有，也就是说在孩子身上可以看到父母的影子。别人家孩子如何，与你家的孩子无关，没有可比性。这种体质特点不是由我们自身来决定的，是由父母遗传而来。下面谈一下与遗传有关的体质特点。

1. 思虑过度型（气虚型体质）　这种类型的人，大概占到门诊看病人数的 90% 以上，有一定的普遍性。通俗地讲，就是喜欢想事情，或叫大脑静不下来，想事情想多了，想多了出现人体不适而得病，这就形成了气虚型体质。有些人与工作性质也有密切关系，如脑力劳动者。

想事情多，即中医所说思虑过度。思虑过度，则劳伤心脾。想事情太多会耗伤人体的气，也就是大家通常讲的气虚。

"劳心"：心气虚会出现气短、睡眠轻、易醒、似睡非睡、夜难入寐或醒后难以入寐，少数人对睡眠没有影响，但气短基本上都会出现，尤其爬楼梯时感觉气上不来、心慌心跳、期前收缩、多汗等，这也是失眠的根源所在。也可以讲，睡眠不好，有家族遗传性。不一定睡眠不好就是神经衰弱，就是焦虑症、抑郁症。也希望大家改变对睡眠的认知，这和前面讲的睡眠问题是密切关联的。

"伤脾"：脾虚的人，中医讲可以有"口淡无味"，喜欢吃口味比较重的食物，也就是大家经常讲的"挑食"。其实，挑食与脾虚口淡无味有关，因清淡饮食不能刺激食欲，而喜欢吃偏咸、偏辣、偏香等刺激性的食物。有些家长因为孩子挑食，喜欢吃的，胃口很好，不喜欢吃的，吃得很少，到处去看中医，其实把脉的时候，孩子脾胃没有问题，与家里的饮食过于清淡有关。这里也要强调一点，挑食与厌食是两回事，厌食是对任何食物都没有食欲，好吃的不好吃的，都不想吃，这就需要中医调理了。还有些脾虚的人会有大便先干后稀，有些人无明显不适感觉，有些人会舌体胖大有齿痕。中医另一讲法叫土不生金，也就是说脾虚会导致肺气虚，会有肺脾两虚的表现，如多汗、易感冒，这在小孩子最常见。实际上从临床来看，脾虚对人体没有大的影响，会伴随我们一生。

这一特点从出生开始，与生俱来，伴随一生，代代相传，具有典型的遗传特点。随年龄增长，一些人会出现心脏病、胃肠疾病，也有典型的家族遗传特征。除非遇到不可测的原因，正常情况下与寿命长短无关。中药的治疗可以改善或缓解这些症状。

2. 性格特征　性格特征禀承于父母。

说这个人脾气如何如何，小孩子哪来的脾气？小孩子也有脾气，也会脾气很大，也会发火，也会生闷气，这是继承了父母一方的性格特征，不是由孩子自己决定的，与生俱来，一生难以改变。有些老人家来看病，发现就是由于性格导致的，可见不同的性格特点也会影响身体的健康。

（1）内向型：通俗地讲，爱生闷气。

1）肝郁气滞型：心情郁闷，不愿表达。也就是生闷气的人，不高兴不说,闷在心里。这一类型的人易出现胸闷、气短、太息、叹气、多梦等症状,易患乳腺增生、子宫肌瘤、胃病、咽炎、头痛等病,而长期闷闷不乐,会导致恶性肿瘤的发生,尤其是乳腺癌、胃癌、甲状腺癌等。

2)肝火内郁气滞型:有火气但得不到发泄,憋一肚子火但又发泄不出。症见胸闷、太息、多梦等。

3)肝郁气滞、火邪扰心型:发脾气,不高兴,出现心烦、多梦,或夜难入寐。

4)肝郁气滞、火邪犯肺型:生气后出现口干、口苦、咽干咽痒、咳嗽等。咽炎与情绪密切相关。

5)肝郁气滞、火邪上扰型:郁闷容易发火的人,症见心烦、多梦、心胸烦热、口干、口苦、咽干、头晕、或燥热、或手心热、或畏寒怕冷等。

6)肝郁气滞、肝气犯胃型:即平时老百姓讲的气的胃胀痛、气的不想吃饭。胃不舒服,是由于情绪导致的。症见胃胀、胁肋胀痛、或一侧肋下胀满、嗳气或见胃痛等。

7)肝郁气滞、火邪下扰型:一着急上火,就会出现尿频、尿急或尿痛、尿路感染。也就是说,有些尿路感染是由心情导致的。

8)血脉瘀滞型:心情特别郁闷,生大气的时候容易出现相应部位的疼痛、刺痛、胀痛等,如胸闷痛、胃痛、胁痛、腹痛,乳腺胀痛、刺痛,月经期疼痛、血块等。多见于郁久或突然情绪剧烈变化时。为什么来月经会有血块呢? 心情不好是其中的一个原因。

(2)外向型:脾气急,爱发火,属于脾气暴躁的人。

肝火旺盛、火邪上扰:属脾气暴躁型,点火就着,急躁易怒,心烦口苦,多梦或无梦。

这种类型的人有两种特点,一是怒后火邪迅速平息,脉象平和,这对身体没有影响,发完火,自己就没事了;另一种是动不动就发火,肝火内盛,日久容易出现病症。

情绪的波动变化可以导致人体多种疾病和症状的发生,包括心脑血管病、恶性肿瘤、良性肿瘤、乳腺增生、子宫肌瘤、甲状腺疾病、胃肠病、妇科病、男科病等等。通俗地讲,自己不开心,全身都不开心,就会生病,前面我们已经讲过。

同样的情况,中药也是可以改善或消除这些症状,这也是大家有些时候需要中药调理的原因,防止积久成疾。

3. **体型特征**　通常情况下,体型的胖瘦禀承于父母。脾虚型的体质,可以表现为体型胖,也可以表现为体型瘦。与饮食没有绝对关系。

提醒:减肥的朋友要注意这个问题,避免不必要的盲目增肥或减肥。

以上特点,是人体禀承于父母,是人体体质特点的基石,一生难以改变。因家庭环境、工作环境的不同,自身对事物的认识和处理不同,表现又有轻重的不同。

可以这样讲,人出生后带有父母的遗传特征,大部分就是亚健康状态,而且年长后所发生的疾病都有与父母相似的特点。

这里也建议准备怀孕的夫妻,做一下身体的孕前中医调理,尤其是女方,怀孕期间保持良好的心情,对出生后孩子的性格会有很大的改观,这在我门诊接诊的患者中得到了证实。在国外的西医学研究中也得到证实,即产前抑郁对后代子女的影响。

以上诸多因素的交织,错综复杂,先天因素难改,后天因素可防可治。不同的体质特点导致人体出现亚健康或相应的各种疾病,可表现在各年龄段,男女老少无差异。了解自身的体质特点和致病因素,有针对性地加强养生调护,才能使身体保持一个相对的健康状态。

《素问·上古天真论》云:"夫上古圣人之教下也,皆谓之虚邪贼风,避之有时,恬惔虚无,真气从之,精神内守,病安从来。"

达到这种境界确实很难,但注意好身体的保养,知道怎么来调养自己的身体,就可以让自己少生病或不生病。

有病不看是不对的;不听医生劝告,不注意养生,经常看病吃药也是不可取的。

第九个问题是讲一些大家可能耳熟能详的概念。

1. **什么是湿气?**　在广东,湿气的概念耳熟能详,大家都会讲,如"医生,我是不是湿气很重""医生我有湿气"。问问什么是湿气呢？为什么会有湿气呢？广东人说熬夜、说饮食等等，五花八门。很多广东人自己也没有搞明白什么是湿气，湿气是怎么来的。

广东的气候属岭南气候，一年四季湿气不断，与北方的干燥气候形成天壤之别。中医讲，天人相应，是气候对人体的影响导致人体出现湿气。

饮食导致湿气：

啤酒——湿重，会让人感觉疲劳、下肢沉重，部分人会引发痛风。

虾——湿热，部分人进食易过敏。

蟹——寒湿，部分人进食易过敏。

2. 什么是热气？　广东人常有口头语——热气。喉咙痛、脸上长痘、便秘、口苦、湿疹、口腔溃疡、口臭等诸多疾病，都认为是热气，都要喝凉茶，已成为一种习惯和思维方式，代代相传，对吗？

广东人黑眼圈的人很多，面色偏暗的也很多，大家说睡不好，对吗？实际是脾胃虚寒，或是脾肾阳虚所致，是过食寒凉所致。

广东人很多人的食欲一般，吃可以，不吃也可以，没有饥饿感，是脾胃虚寒。

广东人很多人喜欢饮功夫茶，尤其是绿茶，导致脾胃虚寒。

广东大街小巷糖水店很多，喜欢吃甜食。广东人痰湿体质的人非常普遍，很多疾病的发生，都与生活习惯进食甜食有关。

大家认为，多吃水果、蜂蜜、酸奶、大枣、桂圆、阿胶等对身体有好处，要因人而异。

咳嗽时煲冰糖雪梨，会使体内痰浊增加，反而加重咳嗽、痰多。

清补凉茶，多与传统习俗有关。

薏米红豆水，知其然不知其所以然。

前推 40 年以前，由于生活条件的限制，没有风扇、空调、冰箱，很少有冷饮，天气湿热，大家饮凉茶，来防暑降温是有道理的。现在生活条件发生了巨大变化，很多人还在值守着传统的观念，对吗？

所以现在广东人所讲的热气，多是体内痰湿或寒湿所致，非湿热或热气。门诊来看病的人中，接近 85% 以上都是偏寒的体质，希望广东人能够改变观念，保养好身体，慎饮凉茶。

3. 广东的"秋燥"与北方的"秋燥"不同　广东气候特点是湿气主导，一年四季湿气不断，所以不存在秋燥的问题。广东的气候条件，以祛湿为主，不适合滋阴润养，所以沙参、玉竹、石斛、麦冬、山药等并不适合绝大多数广东人。北方则有明显的秋燥季节，人体会有相应的反应，需要润养为主。

今天所讲内容，是我本人临床诊治疾病的经验，与大家一起分享，让大家从另一个角度认识人为什么会得病。所谓一方水土养一方人。中医讲养生，一定要注意：

地域不同，养生方法不同。

气候不同，养生方法不同。

体质不同，养生方法不同。

性格不同，养生方法不同。

所以养生没有统一的标准，不能说别人说好，对你就一定好，一定要根据自己的身体状况，有针对性地进行养生。即使是一家人，体质特点也有不同，煲清补凉，也不都适合。希望我的讲座能给大家带来一些启示，同时也希望能为大家的身体保驾护航。

祝各位身体健康，家庭幸福，事业成功！谢谢！

中药索引

A

艾叶   84

B

八月札   61
白豆蔻   54
白附子   62
白花蛇舌草   38
白及   82
白芥子   43
白茅根   50
白前   42
白芍   68
白鲜皮   41
白芷   27
白术   93
百合   100
柏子仁   70
败酱草   40
板蓝根   39
半夏   43
半枝莲   38

北沙参   99
萹蓄   74
扁豆   93
鳖甲   101
薄荷   29
补骨脂   95

C

蚕砂   77
苍耳子   28
苍术   55
草豆蔻   54
草果   54
柴胡   31
蝉蜕   30
车前草   73
赤芍   51
川贝   48
川楝子   60
川木通   73
川芎   85
刺蒺藜   69

D

大腹皮	60
大黄	33
大蓟	83
大枣	94
代赭石	49
丹参	85
胆南星	44
淡豆豉	28
淡竹叶	50
当归	97
党参	92
地肤子	75
地骨皮	52
地龙	66
冬瓜子仁	45
独活	77
杜仲	96
煅瓦楞子	45

E

阿胶	97
莪术	89
儿茶	49

F

防风	24

防己	78
佛手	58
茯苓	71
浮海石	45
浮小麦	102
附子	63

G

干姜	64
甘草	94
高良姜	65
葛根	30
钩藤	66
狗脊	81
枸杞	98
骨碎补	80
瓜蒌	47
龟甲	101
桂枝	23

H

海带	46
海风藤	79
海蛤壳	45
海金沙	75
海桐皮	78
海藻	46
合欢皮	71
何首乌	98

红花	86	决明子		52
红藤	40			
厚朴	59	**K**		
虎杖	76			
琥珀	69	苦参		34
花椒	64	款冬花		42
滑石	74	昆布		46
化橘红	41			
黄柏	33	**L**		
黄连	32			
黄芪	92	莱菔子		56
黄芩	32	荔枝核		60
火麻仁	62	连翘		35
藿香	53	凌霄花		83
		羚羊丝		65
J		龙胆		34
		龙骨		68
鸡内金	55	龙葵		90
鸡血藤	97	龙眼肉		99
姜黄	86	芦根		50
僵蚕	38	路路通		80
桔梗	42	露蜂房		89
金钱草	76	络石藤		79
金银花	35			
金樱子	103	**M**		
荆芥	24			
菊花	29	麻黄		22
橘核	58	马鞭草		41
橘络	58	麦冬		100
橘皮	57	麦芽		56
橘叶	57	蔓荆子		31

猫爪草	39		青皮	58
没药	87		瞿麦	74
牡丹皮	51		全蝎	67
牡蛎	69			
木瓜	78		**R**	
木蝴蝶	30			
木香	59		人参	91
			肉苁蓉	96
N			肉豆蔻	103
			肉桂	63
南沙参	99		乳香	87
牛蒡子	29			
牛膝	85		**S**	
女贞子	100			
糯稻根须	102		三棱	88
			桑白皮	49
P			桑寄生	81
			桑叶	28
炮姜	84		桑枝	79
佩兰	53		砂仁	54
蒲公英	36		山慈菇	89
蒲黄	83		山豆根	36
			山药	93
Q			山楂	56
			山茱萸	96
前胡	48		蛇床子	95
芡实	102		蛇莓	90
茜草根	84		射干	36
羌活	26		伸筋草	79
青风藤	79		升麻	31
青果	101		生地	51

生姜	25	蜈蚣	67
石菖蒲	55	五灵脂	88
石决明	67	五味子	92
石上柏	39		
石韦	75		
熟地	98	**X**	
水蛭	88		
丝瓜络	80	西洋参	91
苏梗	25	细辛	27
酸枣仁	70	夏枯草	53
		仙鹤草	82
		仙茅	96
T		香附	59
		香薷	26
檀香	60	小茴香	64
桃仁	86	小蓟	83
藤梨根	90	辛夷	27
天花粉	37	杏仁	44
天麻	66	徐长卿	91
天门冬	100	续断	81
天竺黄	48	玄明粉	61
通草	74	玄参	37
土贝母	38	旋覆花	42
土鳖虫	88	血余炭	82
土茯苓	39		
		Y	
W			
		延胡索	90
威灵仙	77	野菊花	40
乌药	59	夜交藤	70
乌贼骨	103	益智仁	103
吴茱萸	65	薏苡仁	72

茵陈	76	珍珠母	68
淫羊藿	95	知母	50
鱼腥草	40	栀子	34
郁金	87	枳壳	57
郁李仁	62	枳实	57
远志	71	制天南星	44
		炙甘草	94
Z		炙麻黄	23
		猪苓	72
蚤休	36	竹茹	48
皂角刺	47	紫苏叶	24
泽泻	72	紫苏子	25
浙贝母	47